의사가 권하는
노년기 건강관리

의사가 권하는

노년기 건강관리

의학박사 _ 김명호 편역

산수야

개정판에 부쳐

우리가 알고 있는 최장수국은 일본입니다. 2019년 일본 후생성의 발표에 따르면 여성의 평균수명은 87.32세이고, 남성은 81.25세입니다. 이는 OECD의 평균 여성 83.3세, 남성 77.9세를 상회하는 수치입니다.

인구보건복지협회가 유엔인구기금(UNFPA)과 함께 발간한 '2019 세계인구현황보고서' 한국어판에 의하면 현재 우리나라의 총인구는 5,130만 명으로 세계 28위를 차지했습니다. 저출산 현상이 지속되는 가운데 우리나라 인구 중 0~14세 인구비율은 13%로 세계평균 26%의 절반수준이며, 세계 193위입니다. 반면, 우리나라 65세 이상 인구비율은 15%로 세계평균 9%보다 높았으며, 세계 45위를 기록했습니다. 65세 이상 인구비율이 가장 높은 나라는 일본(28%)이었고, 이탈리아(24%)가 뒤를 이었습니다.

이러한 추세라면 2026년이면 65세 이상 인구가 20%가 넘어서는 초고령화사회에 접어든다고 합니다.

더 놀라운 발표는 2030년이 되면 노인층의 비율이 30%를 넘어선다는 것입니다. 이 통계가 주는 의미는 앞으로 노인인구가 전체인구의 3분의 1로 폭발적인 증가를 한다는 것입니다. 우리 인류가 초고령화사회로 진입할 것을 예측하는 통계입니다.

이제 전 세계가 고령화로 진입해 초고령화사회로 가고 있습니다. 이 시점에서 우리는 노인문제에 대해서 다시 한 번 생각하지 않을 수 없습니다. 초고속 성장의 울타리 안에서 바쁘게 살아온 우리들은 자신을 되돌아볼 시간과 기회가 부족했습니다. 그러나 이제는 누구나 자신의 미래를 올바르게 이해하고 파악해서 대비해야만 합니다.

과학과 의학의 발달로 우리의 평균수명도 길어졌습니다. 평균수명이 길어졌다는 것은 노년기를 어떻게 맞이하고, 생활해야 할 것인가에 대한 진지한 물음이

뒤따라야 함을 의미합니다.

오래전 일본에서 노인환자를 접하면서 노인건강관리를 맡아오던 의사와 간호사가 모여서 '쉽게 알 수 있는 가정강좌 — 노년기, 건강하게 오래 살기 위해서'라는 제목으로 공동 집필한 책이 있었습니다. 건강서적이 다양함에도 불구하고 노인들의 건강관리에 관하여 다루고 있는 책이 없던 우리 상황에서 저자의 승낙을 얻어 이 책을 번역했습니다.

이 책이 노년기 건강관리에 관해서 알기 쉽게 정리되어있다는 지인들의 충고와 일본어에 익숙하지 않은 분들의 간청에 용기를 얻어 출간하게 되었습니다.

뉴밀레니엄 시대를 맞아 이제는 전 세계가 고령화 사회로 진입하고 있습니다. 따라서 노인의 건강관리에 대한 지침서의 필요성이 더욱 커졌습니다. 그러나 원저(原著)의 통계자료 등이 우리 현실과 약간 상이한 부분이 있어 개정판을 생각하게 되었습니다. 또 40여 년을 예방의학 및 공중보건학 교수로 서울대와 연세대에서 재직했고, 정년퇴직 후 네팔에서의 의료봉사를 통해 외래환자를 진료했던 경험을 바탕으로 원저의 내용을 보완·수정하였습니다.

지금은 네팔에서 의료선교 활동을 마치고 귀국하여 다시 대학, 사회단체, 교회 등으로부터 위촉을 받고 '건강히 100세까지 살기를 원하십니까?' 라는 제목으로 강의를 하고 있습니다. 강의를 하면서 '100세까지 건강하게' 라는 데 부정적으로 생각하는 분들이 있다는 것을 발견했습니다. 그 말은 여러 가지 이유들이 복합적으로 작용하여 100세까지 살기를 원치 않는다는 뜻입니다. 질병이 원인일 수 있고, 스스로 목숨을 끊는 사람이 적지 않다는 통계를 통해서도 알 수 있는 일입니다.

　　세계는 '기원 2000년까지 모든 사람이 건강하게 살 수 있게 하자' 라는 구호(WHO)로 힘써 왔는데, 이 목표를 완성하기도 전에 21세기는 찾아왔습니다. 인류가 오래도록 가지고 있는 질병이 관리되기는커녕 새롭고 무서운 질병이 속속 발생하고 있습니다. 더욱이 자취를 감추었던 질병들이 재발하며, 지구촌은 빈곤, 무지, 인구과잉, 각종 인재와 천재지변, 정치적인 분쟁과 테러로 인한 전쟁의 도가니 속에 휘말려 들어가고 있습니다.

　　건강하고, 평온하고, 살기 좋은 지구촌 건설에는 전

세계 인구의 건강이 무엇보다 소중하게 다루어져야 할 것입니다. 21세기에는 지구촌이 질병의 치료, 예방뿐만 아니라 건강의 유지 및 증진에 힘써야 할 것입니다.

깨끗한 마음과 선한 양심으로 정직하고 근면하게 살아가며, 이웃과 상부상조해서 더불어 사는 아름다운 지구촌의 실현은 우리 모두의 소망이어야 할 것입니다. 따라서 이 책이 노년기를 준비하는 중년층과 노인뿐만 아니라 지역사회 주민 모두가 정신적, 육체적으로 긴강하게 사는 세상을 만들어기는 데 도움이 되었으면 하는 마음 간절합니다.

김명호

머리말

우리 인간은 생물체이기 때문에 옛날부터 불로장수(不老長壽)라는 간절한 소망이 있었습니다. 이 소망으로 인해 의학을 포함한 현대문명이 발전을 했고, 사람의 평균수명을 50에서 80년 이상으로 연장시키는 데 성공했습니다. 그리고 이제는 100세 시대를 살고 있습니다. 이것은 틀림없이 축복받을 성과입니다. 그러나 생물체는 결국에는 늙어서 죽음을 맞이하게 됩니다.

고령화사회에서는 누구나 건강한 최후를 맞이하고 싶어 합니다. 그러나 의사를 찾아오는 많은 노인들은 여러 가지 질병들을 호소합니다. 어떤 때는 각종 병으로부터 해방을, 또 어느 때는 예방책을 원하기도 합니다.

그러나 현실적으로 의료기관을 방문하는 많은 노인들은 평균적으로 5~6가지의 질병을 가지고 있습니다. 이 경우를 보더라도 건강할 때의 건강관리가 얼마나 중요한가를 알 수 있습니다. 더욱이 신체뿐만 아니라 정신적인 면에서 건강은 노인들의 모든 부분을 좌우하고 있습니다.

더 나아가 능률과 효율을 강조하는 현대사회에서 노인은 약자임에 틀림없습니다. 선진국에서는 노인을 국가차원에서 어떻게 보조할 것인가를 다양한 시각에서 계획하고 시도합니다. 그러나 그러한 경험이 없는 나라에서는 선진국의 예도 참고가 되지 않는 경우가 많습니다.

초고령화사회로 나아가는 시점에서 노인에게 어떤 간호가 최신일까요? 의학적으로 충분히 치료하고, 경제적으로 보장된다고 하더라도 노인이 스스로 만족하고 행복할 수 있을까요? 아닙니다. 노인은 스스로 가정이나 지역사회에서 그 역할을 다할 때 비로소 삶의 보람을 느낄 수 있습니다.

이 책은 매일 노인과 접하고 있는 30여 명의 의사와 간호사에 의해 집필되었습니다. 그리고 노인과 그 가족들의 입장 등 폭넓은 시야로 쓰여진 건강서적입니다. 따라서 노인은 물론 지금부터 노년기를 준비하거나, 막 접어든 사람들의 건강생활에 도움이 되었으면 좋겠습니다.

이 책이 인생의 황혼기인 노년기를 건강하고 행복하게 영위하는 데 도움이 되기를 간절히 바랍니다.

鈴木莊一(스스키 소이치)

安田勇治(야스다 유치)

柴山豊(시바야마 유다카)

차례

03 / 전통의료

04 / 노인간호 방법

현대인의 건강관리

1. 나는 건강한가

'건강한가' 라는 질문은 쉬우면서도 아주 어려운 것입니다. 우리가 건강하게 살 때는 건강에 대하여 무관심하다가 큰 병에 걸리면 건강에 대해 감사하기도 하고 건강하게 살기 위하여 힘쓰게 됩니다. 그러나 무엇보다 오늘의 건강 상태에 관심을 갖고 건강하게 살기 위한 정보와 지식을 얻는 것이 중요합니다. 잘못된 정보니 지식은 정보결여나 무지보다 못합니다. 정확한 지식과 정보를 얻이 긴강하게 살이야 한디는 데도를 견지하고 행동으로 생활에 실천해야 합니다.

세계보건기구(World Health Organization : WHO)에서는 건강을 "무병이나 허약하지 않을 뿐 아니라 신체적, 정신적, 사회적인 안녕 상태에 있는 것"이라고 정의했습니다. 그 후 20세기 말에 와서는 도의적(영적), 지적 충족상태를 첨가하고 있다고 합니다.

건강이란 여러 사람들에 의해서 다양하게 표현되고 있습니다.

"인간의 전체생활에 기쁨을 활기 있게 부어주는 본질적인 것"이라고 하고, "건강이 없는 곳에서 과학은 허무한 존재요, 예술은 광택이 나지 않을 것이요, 힘은 무익한 것이 될 것이요, 부(富)도 쓸모 없는 것이 될 것이며, 웅변은 무력한 것이 될 것이다."고 합니다.

건강한 사람은 희망이 있고 희망이 있는 사람은 모든 것을 소유한다는 말을 명심하십시오.

건강은 개인의 차원을 벗어나서 가족, 더 나아가 지역사회(직장)라는 공동체 전체 차원에서 생각되어야 할 것입니다. 그래서 의과학(醫科學)에서의 개인위생이 개인 중심이라면 예방의학은 가족단위고 더 나아가 공중보건과 지역사회 보건은 공동체 중심으로 연구되고 봉사되어 왔습니다.

건강이란 스펙트럼은 질병을 치료하는 것만이 아니라 건강의 유지하고 증진시키며, 더 나아가 수명연장까지 확대해서 생각하고 연구해 그 대책이나 정책을 세우는 일까지 내포합니다. 이와 같은 의과학, 더 나아가서 공중보건학의 정책과 운영은 유럽이나 미국에서는 1850년대에 본격적으로 출범하게 되었습니다.

2. 건강은 질병의 예방에서 시작됩니다

건강하게 살아가려면 먼저 손쉽지만 심각한 일부터 실천에 옮겨야 합니다.

세계적으로 최대(最大) 단일(單一) 건강장애요인은 흡연입니다. 우리나라는 국가적으로 각 기관, 단체와 개인적으로 대대적인 금연운동이 전개되고 있어 얼마나 다행한 일인지 모릅니다. 앞으로는 더 적극적으로 금연운동이 이루어져야 할 것입니다.

우리나라 국민의 사망원인 1위가 암이라는 것은 누구나 아는 사실입니다. 남성암은 위암, 폐암, 대장암, 전립선암, 간암, 갑상선암의 순서로 많이 발생하고,

여성암은 유방암, 갑상선암, 대장암, 위암, 폐암, 간암의 순으로 나타납니다. 이들 암 중에서 가장 예방하기 쉬운 것이 폐암입니다. 폐암의 예방은 금연으로 할 수 있기 때문입니다. 우리가 너무나 잘 알고 있는 코미디언 이주일 씨가 죽기 전에 우리에게 호소한 한마디는 바로 '금연'이었습니다.

근래에 와서는 여성과 연소자의 흡연이 증가해 심각한 건강문제로 떠오르고 있으며, 특히 임산부의 흡연은 태아를 기형과 사망에 이르게 하고 있습니다.

음주는 사업장 사고의 3/10, 교통사고로 인한 도로상의 사망 1/3을 차지합니다. 또 많은 부분의 정신질환의 원인이 되기도 합니다. 우리나라는 관혼상제의 의식이나 각종 행사에 음주가 문화로 되어 있습니다.

음주가 건강장애나 사회범죄, 사고발생의 원인이 된다는 것에 대하여 깊은 관심을 가져야 합니다. 과음은 피하며 금주를 목표로 절주에 힘써야 할 것입니다. 해를 더할수록 개인당 술 소비량이 증가하고, 여성이나 미성년자도 음주하는 경향이 는다는 것은 좋은 일이 아닙니다. 금주면 이상적이고 안전음주의 정도를 벗어나지 않도록 힘써야 합니다(혈중 알콜 농도 0.03%

이하, 2019년 6월 25일 시행).

무엇보다도 근래에 와서 자가용을 비롯하여 운전인구가 늘어났기 때문에 당부하고 싶은 것은 "운전 시에는 반드시 금주를 지키고, 음주 시에는 절대로 운전을 해서는 안 된다"는 것입니다.

약품남용은 조기유학에 힘입어 심각한 사회문제로 떠오르고 있습니다. 북미대륙의 학생인구 1/3은 약품남용자로 추정된다고 합니다. 우리나라에서도 대학생과 고교생들이 마약에 접근한다는 통계자료가 있습니다.

성병도 세계적으로 그 통계수치가 증가하며, 여성에 있어서의 임질은 급격히 늘어나고 있습니다. 무엇보다 AIDS는 심각한 건강문제입니다. HIV(Human Immunode-ficiency Virus) 감염자는 세계적으로 150만 명의 어린이를 포함하여 3,300여만 명으로 추산되며 한해동안 250만 명이 HIV에 새로 감염된 것으로 보고 있습니다. 특히 아프리카 대륙은 에이즈로 물들어 있으며, 우리나라도 급속히 퍼져가고 있습니다.

3. 현대인의 주요질환(성인병 중심) 이해에 힘씁시다

(1) 주요 사망원인

- 뇌혈관질환
- 악성종양
- 고혈압
- 만성간질환
- 간경변증
- 결핵
- 폐기종
- 기관지염
- 천식
- 폐렴
- 당뇨병
- 신증후군
- 위장궤양

(2) 성인병의 공통적인 특성

- 처음에는 아무런 증세가 없기 때문에 조기발견이 무엇보다 요구됩니다.

- 치료에 긴 시간을 요합니다.
- 합병증이 수반됩니다.

(3) 성인병의 예방법

- 뇌졸중(뇌출혈, 뇌경색)
- 뇌출혈 : 연령에 유의(40·50·60대), 혈압조절, 겨울철 주의, 유전관계(가계), 술, 폭식, 비만, 식염과잉섭취, 커피, 스트레스 금지.
- 고혈압 : 연령, 식염섭취 제한, 겨울철 주의, 대식, 편식회피, 스트레스 금지, 흡연절제, 금주, 당뇨병과의 관계 고려.
- 심근경색증 : 남자>여자, 스트레스 금지, 협심증 주의, 식생활(동물성 지방, 대식, 설탕과잉 등), 금연.
- 당뇨병 : 우리나라에는 약 100만 명의 환자가 있다고 추산됩니다. 예방과 치료는 디갈(多渴), 디식(多食), 다뇨(多尿) 등 증세가 있을 때는 요당, 혈당검사가 필요합니다. 당뇨병환자는 정기적 혈당검사, 소식과 당분제거, 필수적인 약물치료, 규칙적이고 지속적인 운동실시 등의 생활을 실천(자기관

리)해야 합니다.

- 간경변증, 간암 : 녹황색 야채 다량 섭취, 우유, 금주, 금연, 안정, 비타민 복용.
- 암 : 조기진단으로 치유가 가능하기 때문에 정기적인 검진이 무엇보다 중요합니다.

4. 건강하게 장수하는 길

마츄(Derek Matthews) 박사는 세계노인대회에서 장수의 길을 8가지 원칙으로 강조하며 설명했습니다. 20년 전에 발표한 8가지 원칙이지만 지금도 강조되고 있기 때문에 소개하고자 합니다. 강의와 강연을 통해 20년 간 수천 명에게 이 원칙을 전달했고, 저도 80세가 넘은 지금까지 지키며 건강한 삶을 유지하고 있습니다.

첫 번째 원칙 : 육체운동과 함께
정신운동을 하십시오.

뇌(머리)를 쓰는 일은 정신운동의 중요한 부분입니다. 꿈을 그려보고 이상을 추구해보십시오. 늘 젊다고 생각하고 젊게 말하고 행동을 하십시오.

두 번째 원칙 : 눈을 아끼십시오.

눈은 평생 사용해야 합니다. 조명이 나쁠 때(어두운 곳에서, 또 해질 무렵) 눈을 혹사시키면 안 됩니다. 독서나 컴퓨터, 바느질 등은 삼가하십시오. 안질은 신속히 진료를 받아야 합니다.

세 번째 원칙 : 식사를 적당히 하십시오.

과식은 만병의 근원이 됩니다. 비만도 마찬가지입니다. 될 수 있으면 소식을 하되 영양부족이 되지 않도록 특히 편식을 해서는 안 됩니다. 야채는 많이 먹되 육류도 때때로 하는 것이 좋습니다. 우유는 가장 좋은 식품입니다.

네 번째 원칙 : 스트레스를 피하도록 힘써야 합니다.

스트레스를 과하게 받거나, 자주 받으면 혈압이 오릅니다. 우울증은 모든 일에 무관심해지도록 힙니다. 스트레스나 우울증은 심장에도 부담을 많이 줍니다. 늘 낙관적으로 생각하고 살아가면 건강이 저절로 유지

됩니다. 독신으로 혼자 사는 것보다 결혼을 해서 동반자가 있는 것이 행복하고 건강에 큰 도움이 됩니다.

다섯 번째 원칙 : 담배는 피우지 마십시오.

피우고 있다면 우선 절연(1일 10개비 이내)에 힘써 최단시일 내에 금연에 도달하도록 노력하십시오. 흡연 시에는 금연구역을 침범하지 말고 어린이나 임산부가 좁은 공간에 있을 때는 절대로 피워서는 안 됩니다.

여섯 번째 원칙 : 생활수준을 높이십시오.

깨끗한 주택에서 안전한 물을 마시고 배고프지 않을 때 질병은 예방할 수 있습니다. 특히 침실의 온도와 습도조절을 잘해야 합니다.

일곱 번째 원칙 : 항상 몸을 움직이십시오.

움직이고 운동을 해서 혈액순환이 원활하도록 유지해 체내 노폐물이 잘 배설되도록 하십시오. 잠시 누워 있는 자세는 늘 먼 나라로 떠나기 쉬운 자세가 될 것입니다.

여덟 번째 원칙 : 일에 참여하십시오.

쾌적한 환경의 주택, 건강유지, 고용문제 해결 등을 위하여 가정에서나 사회에서 선한 일에 적극 참여하십시오. 다시 강조합니다. 즉,

- 항상 젊다고 생각하고 젊게 행동합니다.
- 시력에 주의하고 안질을 예방해야 합니다.
- 식사는 즐거운 마음으로 적당하게 합니다.
- 항상 행복한 생각으로 하루를 보내십시오.
- 생활수준을 높이는 데 힘쓰고 흡연을 중지하십시오.
- 항상 움직이고, 일에 참여하십시오.

01

건강하게
늙어가기 위하여

1. 노화의 의미

사회적으로 본 노화의 의미

오후에 거리를 걸어보십시오. 어린아이들이 뛰노는 모습은 없고, 노인들이 한가하게 걷는 모습만 눈에 띕니다. 이러한 현실은 국민의 고령화가 눈앞에 진개되고 있다는 증거입니다.

수년 전 의료시찰 차 미국을 방문했을 때, 보스턴 시가지의 어느 교회 앞뜰에서 따뜻한 햇살을 받으며 환담을 나누는 노인들을 본 적이 있습니다. 또한 같은 목직으로 유럽에 깄을 때에도 나이 많은 부부가 손을 잡고 상점 앞에서 단란하게 이야기하는 모습을 눈여겨

보기도 했습니다.

지금 우리나라도 구미 선진국과 어깨를 나란히 하며 고령화사회의 길을 걸어가고 있습니다. 인류의 소망이었던 장수는 평균 수명이 연장됨으로써 매년 조금씩 늘어나고 있습니다. 이것은 생물체로서의 인간이 과학의 발달 등에 힘입은 결과입니다.

그러나 건강한 노인도 적지 않지만 뇌졸중으로 쓰러지거나, 정형외과계 질병 등의 만성병에 걸려서 세상을 떠날 때까지 간호를 필요로 하는 노인이 늘어가는 것도 사실입니다.

지금부터 30여 년 전인 1980년대의 통계자료에 의하면, 65세 이상의 노인인구는 21세기가 되면 2,000만 명에 가까워질 것이라고 추측했습니다. 그러나 2000년 통계자료에 의하면 100세 이상의 고령인구가 1만5,475명이 되었습니다. 그때의 추측결과보다 100배에 가까운 폭발적인 증가입니다. 이 자료는 전 세계적으로 최장수국이 일본임을 입증하는 통계가 되었을 뿐 아니라 고령화사회의 문제점을 제고하는 계기가 되었습니다.

그중에서도 문제가 되는 것은 고령화의 속도입니

다. 일본은 고령화사회에 도달하는 데 25년이 걸렸습니다. 다른 선진국의 경우는 그보다 많은 시간이 지난 후 도달했습니다. 예컨대 스웨덴, 노르웨이는 80년, 프랑스는 120년, 영국은 40년 이상이었다고 합니다. 때문에 이들 나라에서는 긴 세월을 통해서 노인을 위한 의료와 복지시설 등 모든 정책이 이루어졌습니다. 그러나 일본은 25년 안에 이러한 정책을 달성해야만 했습니다.

현재 문제가 되는 것은 노인이 장래에 얼마만큼 젊은 사람들의 도움을 받느냐는 데 있습니다. 「사회보장을 생각하다」라는 책에 의하면 2050년에는 3.3명의 젊은이가 노인 1명을 돌봐야 합니다.

고령화사회를 우리는 어떻게 생각하고 대비해야 할까요? 이러한 사회적 대응에 대하여 다음과 같이 생각해봅니다.

노인들은 현재와 같은 생산 존중주의 사회의 도시생활 속에서는 정신장애를 일으키기 쉽습니다. 더 나아가서 세대간의 교류가 옛날과는 다르게 20~30년이라는 긴 시간에 걸치게 되있고, 부부관계도 평균 20년 전후였는데 지금은 50년으로 늘었습니다. 따라서 젊었을 때부터 노년에 대비해 각 환경에서 부부간, 부모 자녀간의 교류를 친밀하고 즐겁게 갖도록 노력하는 것이 중요합니다. 이것이야말로 인간의 지혜라고 말할 수 있습니다.

구미의 복지이념을 인용할 것도 없이 동양의 '스스로 돕는 자는 하늘이 돕는다' 라는 격언대로 무엇보다 자립자조의 정신이 강조되어야 합니다. 그러기 위해서 남녀를 불문하고 70세까지 일할 수 있는 일터가 필요하고 이를 위한 대책이 요구됩니다.

생산인구(15∼64세)의 감소가 예측되는 고령화사회에서 노인의 생산성은 반드시 필요합니다. 여가는 일이 있을 때 존재합니다. 사람은 보람 있는 일을 해냈을 때 젊음을 되찾을 수 있습니다. 물론 공적인 사회보장이 기본적으로 확보되어야 합니다.

사회적 노화예방법은 그 사람에게 알맞은 작업(일)과 역할을 주어 지속할 수 있도록 하는 것입니다. 이것이야말로 인간성을 풍요롭게 하는 대응책이며, 건강하게 늙어 가도록 돕는 것입니다.

의학적으로 본 노화의 의미

늙어간다는 것은 누구에게나 공평하게 찾아오는 것입니다. 노화에 관해서 모든 것을 말하려면 끝이 없지만, '신체적인 노화'와 '정신적인 노화'로 나누어서 간단히 설명해보겠습니다. 물론 신체적인 노화와 정신적인 노화를 불균형적으로 보는 것이 아니라 양자가 다소간 차이는 있지만 동시 진행에 가까운 형태로 보는 경우가 많습니다.

신체적인 노화

신체적인 노화란 세포의 수가 줄어든다는 것을 의미합니다. 세포 수가 줄면 몸의 생리적 기능이 쇠퇴합니다. 또 세포 감소의 속도는 나이에 따라 많은 차이가 있습니다.

각 장기의 기능쇠되는 병적이 아닌 이상 장기긴의 균형이 이루어져 있으므로 일상생활에는 지장이 없습니다. 따라서 노인은 건깅진단을 해 보아도 정상적인 경우가 많고 가령 이상이 있어도 작은 이상 징도로 끝납니다. 이것은 이해하기가 쉽지 않지만 건강을 확보

하기 위하여 내부환경을 일정하게 유지하는 기구가 작용하고 있다는 말입니다.

또 다른 노화현상의 특징은 여력이 적다는 것입니다. 겉으로 보기에는 건강해보이는 노인이라도 조금만 무리한 일을 하면 젊었을 때와는 다르게 쉽게 발병하거나, 또 병이 나지 않더라도 검사를 해보면 이상이 발견되기도 합니다. 기능의 쇠퇴는 대부분 형태의 변화를 수반합니다. 그러나 노화의 정도에 있어서는 신체의 각 기관에 따라 적지 않은 차이를 보입니다.

나이를 먹으면 몸에 어떠한 형태의 변화가 나타날까요? 구체적으로 기술하자면 백발이 되거나 탈모가

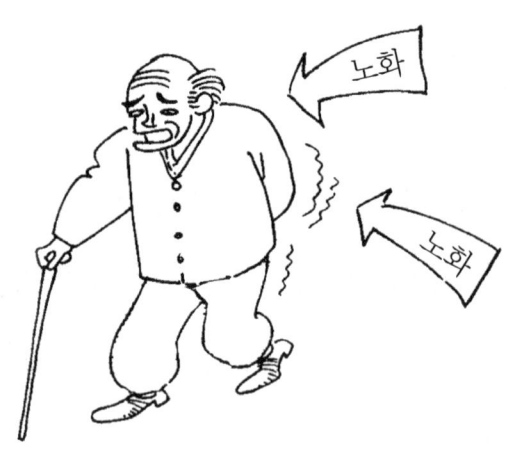

[그림 1] 나이가 들면 몸에 여러 가지 변화가 온다

됩니다. 피부가 건조하여 거칠어지고 탄력이 없어지거나 주름이 생깁니다. 치아가 흔들리며 부스러지기 쉽고 빠집니다. 등이 앞으로 굽어 수족의 골절이 일어나기 쉽습니다. 맥박이 늦어지거나 빨라지기도 합니다. 동맥은 석회화되고 탄력이 없어집니다. 적혈구의 수가 줄어 빈혈이 나타납니다.

소화기에서는 소화효소의 분비가 줄어 변비가 생기기 쉽습니다. 야간에 배뇨회수가 많아져서 50대부터는 전립선 비대가 증가합니다. 폐는 수축력이 저하되고 탄력성도 없어져서 폐활량이 감소합니다. 눈은 노안이 되고 백내장 등이 생겨서 시력이 쇠퇴합니다. 귀는 고음을 듣기 힘들게 되고 이명이 생깁니다. 신경계에서도 반사운동이 쇠퇴합니다.

정신적인 노화

정신적인 노화란 어떤 상태를 말하는 것일까요?

"젊었을 때는 이러지 않았는데……."라는 불평과 더불어, '나이가 들었구나' 하는 섭섭함을 느끼는 슬픈 제념, 즉 늙어가는 것을 자각하는 일부터 노화는 시작됩니다. 이 노화의 자각은 어떤 동기에 의해서 벌써 40

대부터 '나이가 들었구나' 하고 느끼는 사람이 있는가 하면 60대가 되어도 늙었다는 것을 느끼지 않는 등 개인차가 있는 것 같습니다. 평균적으로 70대에 노화를 느끼는 사람이 제일 많다고 합니다.

노화를 느끼는 동기는 사람에 따라 각양각색이지만, 시력이 떨어지거나 걷는 것이 부자연스럽게 되는 신체적 동기 외에 정년퇴직, 가족이나 친지의 사별, 주위 사람들로부터 '할아버지' 나 '할머니' 라고 불릴 때 생기는 것은 정신적인 동기가 됩니다.

'어떻게 하면 건강하게 늙을 수 있는가' 는 어려운 문제입니다. 지금까지 설명한 대로 노화를 느끼기 전에, 중년이 되면 신체적인 면으로는 적당한 운동을 항상 해야 하며 동시에 고른 식사를 하고 또 술, 담배를 절제하도록 힘써야 합니다. 그리고 정신적으로는 언제나 적극적인 자세로 사물을 접해야 할 것입니다. 취미를 살려 노화를 예방하는 것이 중요합니다.

2. 식사습관

불균형한 식사는 질병의 원인

"밥 먹을 여가도 없이 바쁘다."라고 말하는 연령이 지나가고 노후를 맞이한 사람에게 식사는 일상 중에서 가장 즐거운 일입니다. 그러나 음식은 매일매일 체내에 섭취되므로 균형 잡히지 않은 식사를 하면 서서히 병이 찾아옵니다.

당뇨병, 통풍, 고혈압, 간장병, 심장병 등을 가지고 있는 사람은 식사 섭취방법에 따라 병이 좋아지기도 하고 악화되기도 한다는 사실은 모두 알고 있습니다. 다행히 병에 걸린 일이 없는 사람이라도 적절한 식사를 취해야만 건강하게 늙어갈 수 있습니다.

영양과잉시대

우리의 식생활은 영양부족시대에서 영양과잉시대로 바뀌었습니다. 영양부족시대에서는 폐결핵, 빈혈 등의 질병이나 증세가 많았고, 가벼운 설사와 감기가 중병으로 변하는 일이 자주 있었다는 사실을 기억하고 있을 것입니다. 그래서 그 시대에는 '영양'을 강조했습니다.

국민은 가난했고 흉년도 자주 있었습니다. 1935년경 동북지방의 대 기근이나, 1945년 제2차 세계대전 후의 식량난 시대가 아직도 생생합니다. 그러나 수십 년이 지나지 않아 궁핍한 시대가 가고 풍족한 시대가 되었습니다. 인류의 역사에서 이렇게 식량이 풍부해진 시대는 없었습니다. 점점 많이 먹게 되었고, 그 결과 영양과잉으로 인한 질병이 국민을 좀먹기 시작했습니다.

고혈압, 동맥경화증, 당뇨병, 통풍, 간장병 등은 노화 자체로 인한 것도 있지만 대부분은 오랫동안 부적당한 식사를 함으로써 온 것이 많습니다. 그래서 노년기가 된 후 정신을 차리면 늦고 마는 것입니다. 즉 건강한 노년기를 보내고 싶으면 장년기, 청년기부터 주의하는 마음가짐이 필요합니다.

따라서 문제는 오늘날의 젊은이들에게 있다고 보지만, 여기서는 주제가 '건강하게 늙어가기' 이므로 노인들에 대한 이야기를 계속하겠습니다.

지방 · 단백질의 섭취량 증가

어떤 조사에 의하면 1910년경에는 지방 섭취량이 하루 13g 정도였으나 현재는 40g으로 늘어났습니다. 또 단백질도 50~60g이었던 것이 60~70g으로 늘어나고 있습니다. 양만 늘어난 것이 아니라 동물성이 증가하고 있습니다.

동맥경화를 막는 질 좋은 콜레스테롤(Cholesterol)은 줄고, 동맥경화를 촉진하는 질이 나쁜 콜레스테롤이 늘어나는 한편, 전체 콜레스테롤이 증가하여 동맥경화증이 발생하고, 더 나아가 뇌와 심장에 중대한 질병을 일으킵니다.

뇌졸중이나 심근경색과 같은 질병이 그런 것이고,

기타 신장이나 안저의 혈관에서도 질병이 나타나서 뜻하지 않은 일이 생기기도 합니다.

미국은 이러한 면에서도 선진국입니다. 그들은 태평양전쟁 전부터 육류를 많이 먹었습니다. 인류의 역사상 이렇게 많은 육류를 먹었던 사람들은 없습니다. 그 결과는 어떤가요? 심장의 혈관이 동맥경화를 일으켜 심근경색이 되는 사람이 늘어났습니다. 미국인이 훌륭한 인체실험을 해준 덕분에 여러 가지 현상이 이해되었습니다.

지금과 같은 식생활을 계속한다면 다음은 우리의 차례임을 인지해야 합니다. 이와 같은 일을 피하기 위해서는 영양가만 있으면 된다는 사고방식을 버리고, 자기 몸에 알맞은 적절한 식사를 한다는 마음가짐이 필요합니다.

지방과 단백질은 식물성 2대 동물성 1이 기본

무엇보다 자신의 식사를 되돌아봅시다. 동물성지방이나 단백질이 많다고 느끼는 사람은 지체 없이 식물성지방이나 단백질을 섭취하도록 해야 하는데, 대체로

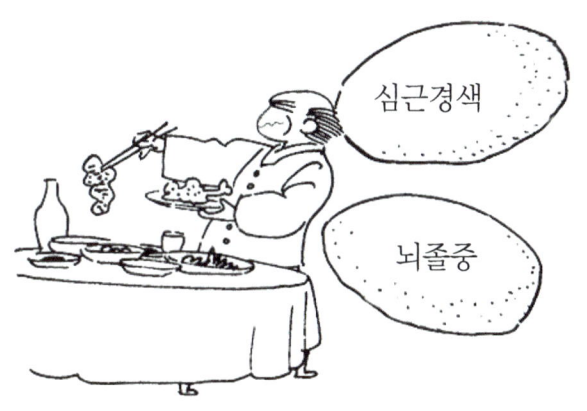

[그림 2] 동물성지방, 단백질 섭취량이 늘면

식물성 2에 동물성 1 정도의 비율이 이상적이라고 합니다.

콜레스테롤을 많이 포함하는 음식은 동맥경화를 일으키기 때문에 먹지 않는다는 사람이 있습니다. 또 혈액 중 콜레스테롤이 너무 적으면 뇌졸중을 일으키기 쉽고, 반대로 많으면 심근경색을 일으키기 쉽다는 연구 결과도 있습니다. 따라서 적당한 식사로 동맥경화를 방지하는 좋은 콜레스테롤을 늘리고, 반대로 동맥경화를 진행시키는 나쁜 콜레스테롤을 줄이도록 하면 된다는 뜻이며, 동물성보다는 식물성을 택하는 것이 좋습니다.

결국 나이 든 사람에게 권하고 싶은 식사는 식물성

지방이나 단백질을 중심으로 하고, 거기에 동물성지방이나 단백질을 첨가하는 메뉴가 좋습니다. 구체적으로 두부나 삶은 콩류를 주로 하고 육류나 생선, 알, 조개류를 첨가해 식물성기름을 쓰라는 것입니다. 따라서 젊은 사람들도 이와 같은 단백질이나 지방의 섭취방법을 따르면 됩니다.

야채, 섬유질 식품을 많이 섭취

최근 우리의 식사에서 줄어든 것은 야채류라고 생각합니다. 옛날에는 다량의 김치류, 된장국을 비롯하여 몇 시간씩 걸려서 만든 삶은 요리나 찜요리가 꼭 식탁에 오르고, 이런 것을 만들면 이웃과도 나누어 먹었습니다.

요즘은 간단하고 쉬운 일이 환영받고, 손이 많이 가는 일은 경시되고 있습니다. 그러나 싱싱한 야채는 손쉽게 먹을 수 있습니다. 노인은 치아가 좋지 않기 때문에 부드러운 식품이 먹기 쉬우나 섬유소가 많은 식품은 변비를 예방해주기 때문에 조리법을 연구할 필요가 있습니다.

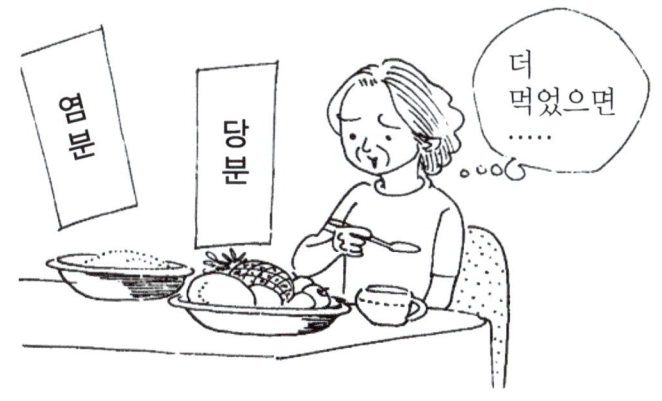

[그림 3] 당분, 염분을 많이 섭취하지 않도록

당분, 염분의 과잉섭취는 금물

당분은 당질이라고 불립니다. 옛날에는 당분을 녹말이나 탄수화물이라고 말했습니다. 쌀이나 국수류, 빵 등을 주식으로(감자류를 포함하여) 하고 그것들을 인류 식료품의 왕자로 여겼습니다. 그래서 이것을 구하는 네 어려움이 없을 때 문화가 발전했다고 할 정도였습니다.

우리의 식생활은 이러한 주식만으로 식사를 끝내는 일이 없고 된장국, 김치 또는 맛있는 국물 등 염분이 많은 것과 함께 먹는 경우가 많았는데, 그것이 결점이기도 했습니다.

노인이 당질을 많이 먹는 경우는 흔하지 않지만 과

일을 과식하는 경우는 흔합니다. 과일류에는 비타민과 더불어 당분도 많습니다. 따라서 과일을 너무 많이 먹는 것은 금물입니다. 또한 습관적으로 염분을 지나치게 많이 섭취하고 있는 경우도 있습니다. 당뇨병 환자는 물론 건강한 사람도 과식은 피해야 합니다.

염분은 하루 8g 이하 섭취

이제 염분(소금)에 대하여 말하고 싶습니다. 현재 식염은 1972년에 와서야 염전을 통한 제염으로부터 현대식 제염으로 바뀌었습니다. 따라서 순도가 높은 식염이 되었습니다.

이전까지는 소금에 불순물이 많았고, 그것이 소금의 맛에 영향을 끼쳤습니다. 그러나 그 풍미가 없어졌다는 것과 노인은 나이를 먹으면 미각이 줄어든다는 두 가지 이유로 모르는 사이에 식염을 과잉섭취 하는 경향이 생겼습니다.

식염의 과도한 섭취가 혈압을 높인다는 것은 주지의 사실입니다. 염려되는 것은 자신이 어느 정도 식염을 섭취하는가를 모른다는 것입니다. 그래서 부지불식

중에 과다 섭취하는 것이 식염입니다. 보통 식사를 하는 경우 12g, 좀 심할 때는 20g에 달합니다. 식염은 하루 10g 이하, 될 수 있으면 8g 이하만 섭취해야 합니다. 보통 김치 한 개에 2g의 식염이 들어 있습니다.

어떤 이는 건강을 위해 아침마다 김치에 설탕을 발라먹는 경우도 있는데, 고혈압이 있는 사람은 이와 같은 식습관만 중지해도 혈압이 내려가는 경우가 있습니다. 소금을 쳐서 간을 볼 때는 사람마다 기호가 다르기 때문에 일률적으로 양을 제한하는 것은 힘들지만, 인간은 길들여지는 현상이 있으므로 식성을 고치도록 노력을 기울여야 합니다.

소화액 분비를 나쁘게 하는 불평, 불만, 불안감

식사는 일상생활 중에서 가장 즐거운 일 중 하나입니다. 이와 같은 즐거움을 유지하기 위해서는 마음가짐도 생각해봐야 합니다.

'걱정이 생기면 가슴이 터질듯하여 식사가 잘 넘어가지 않는다.', '꾸중을 들으면서 하는 식사는 모래알을 씹는 것과 다름이 없다.'

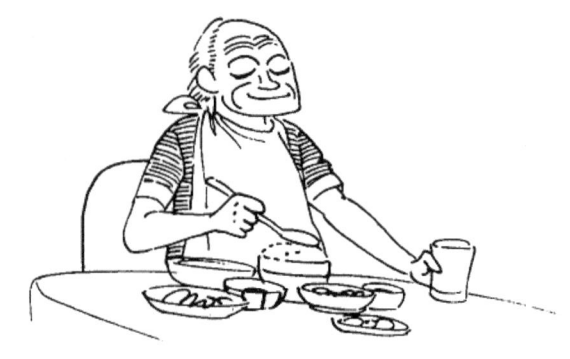

[그림 4] 맛있는 식사를 위해서는 평안한 마음이 최고

이와 같이 불안할 때는 소화액의 분비가 나빠지고 소화가 잘 안 됩니다. 그러므로 언제나 식사를 할 때는 평안한 마음을 간직하면서 맛있게 해야 합니다. 일상 생활 중에서 불평불만이나 불안, 초조는 결코 지속해서는 안 됩니다.

또 식사는 사회생활에 있어서도 중요한 요소입니다. '한솥밥을 먹는다' 는 것은 친한 사이가 되었다는 뜻도 됩니다. 마음 놓고 지낼 수 있는 사이가 아닐 때는 "함께 식사라도 합시다"라고 권합니다. 고마워서 식사대접을 하는 때도 있고, 축하할 일이 있을 때 식탁에 둘러앉아 함께 식사를 하기도 합니다. 여행지에서 식사가 좋으면 그것만으로도 만족하게 되는 것도 그 예입니다.

식사요법을 지키지 못한 사람은 일상생활 중 불평 불만이 많고 음식을 가리는 사람인 경우가 많습니다. 무엇이나 "맛있습니다."라고 말하며 잘 먹는 사람은 식사요법을 잘 하는 것입니다.

"젊었을 때는 값싼 식사를 하고, 나이가 들면 고급 식사로 소식하십시오."

이것은 노인들에게 자주 하는 말입니다. 매일 하는 식사가 늘 잔치 때 먹는 음식 같아서야 몸에 좋을 리가 없습니다.

 의사가 권하는 한마디

근래에 와서 우리나라에는 뷔페가 유행처럼 되었습니다. 일정한 요금을 내고 얼마든지 먹을 수 있는 식사지요. 과식하기 좋을 만한 식사입니다. 쉽게 말해서 돈 낸 것이 아까우니 힘겹게 과식을 하기 마련입니다. 가끔 하는 뷔페식사는 괜찮지만 자주 또는 매일 하는 사람은 장수할 수가 없습니다. 건강을 생각하는 사람은 일정한 메뉴를 주문해서 적당하게 식사를 합니다.

3. 평상시의 습관

오래된 습관은 바꾸기 힘들다

사람은 누구나 자기 자신만이 가지는 고유한 습관이 있습니다. 예를 들면 아침에 일어나서 아침식사를 할 때까지의 짧은 시간을 봐도 다양한 순서나 형태로 움직입니다. 누구나 자기가 가장 쉽게 할 수 있고, 가장 좋다고 생각하는 방법으로 식사를 끝내고 집을 나옵니다. 똑같은 틀(패턴)을 되풀이하고 있을 때 이것을 습관이라고 합니다.

습관이 형성되면 손쉽게 바꾸기 힘듭니다. 어떤 때는 아침 순서가 조금만 바뀌어도 불안한 기분이 듭니다. 이것이 심할 때는 평상시와 다른 환경을 만든 사람에게 불만을 쏟아내기도 합니다. 어떤 습관이든지 지속되면 점점 익숙해져서 명인, 달인의 영역에까지 도달합니다. 그렇게 되면 변화시키려 할 때 큰 고통을 느끼게 됩니다.

젊었을 때는 습관이 완성되지 않았기 때문에 대체로 힘들이지 않고 바꿀 수 있지만, 나이가 들면 하루아침에 바꾼다는 것은 어렵습니다. 인생의 거친 파도를 넘어 겨우 조용하고 평안한 나날을 보내고 있는데, 변화를 일으킨다는 것은 원치 않는 일입니다. 그러나 이와 같이 긴 세월에 걸쳐서 만들어진 습관 중 몇 가지가 어느 사이에 마음과 몸을 얽어매버린다면 어떻게 될까요?

습관은 남에게 피해를 주지 않는 것이 대부분이지만, 그 중에는 자신의 몸에 나쁜 것이나 남에게 피해를 주기 쉬운 것들도 몇 가지 있게 마련입니다.

나쁜 습관은 습관병의 근원

젊었을 때부터 절제할 줄 모르거나 나쁜 습관에 익숙해져 있으면 중년이나 노년이 되면서 병에 걸리는 경우가 많습니다. 잘못된 습관은 성인병의 원인들 중 대부분을 차지하고 있습니다. 요즈음은 이것을 '습관병' 이라고 말하기도 합니다.

① 식물 · 기호품의 습관

예를 들자면 젊었을 때부터 술을 좋아해서 계속하게 되면 자신도 모르는 사이에 간장병에 걸리거나 통풍이 생깁니다. 즉, 알콜 중독이 될 우려가 높다는 것입니다. 또 담배를 지나치게 피우면 심장에 나쁜 영향을 가지고 오거나 폐암의 위험이 증대합니다. 물론 염분이 많은 식사를 즐기면 혈압이 높아지는 것은 모두가 잘 알고 있는 일입니다.

② 스트레스, 불규칙한 생활습관

식품이나 기호품으로 인한 나쁜 습관뿐 아니라 스트레스가 많은 일상생활도 병을 가지고 오는 원인입니다. 젊었을 때는 아무것도 아닌 불규칙한 생활이라도 중년이 지나면 심장이나 혈압뿐 아니라 위까지 부담이 되기도 합니다. 자신의 체력을 과대평가하지 말고 좋은 습관을 몸에 익혀나가는 것은 중요합니다.

③ 사물을 보는 법, 생각하는 법에 따른 습관

사물을 보는 법이나 생각하는 법이 사람에 따라 각각 다른 습관을 가지게 합니다. 무엇이든지 나쁜 쪽으로 생각하는 사람, 또 깔끔하고 결백하여 꼼꼼하게 생각하지 않으면 불안한 사람, 반대로 허술하여 구차한 것을 싫어하는 사람, 이러한 성격에 뿌리를 둔 습관은 나이가 들수록 점점 힘이 들게 합니다. 지금까지 몇십 년간 이와 같은 생각으로 살아온 것이 잘못되지 않았디고 믿고 주위의 사람들괴 마찰을 일으키는 경우도 있습니다.

생각하는 방법에 따라 습관을 바꾼다는 것은 결코

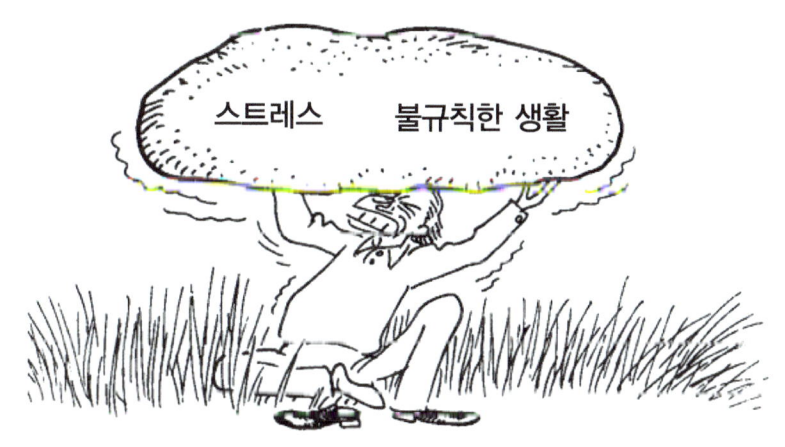

[그림 5] 스트레스, 불규칙한 생활이 병의 원인

쉬운 일이 아닙니다. 무리하게 생각을 바꾸도록 하는 것과 생활습관을 고치려는 고통은 서로 같습니다. 나이가 든 사람일수록 이런 경우를 자주 만나게 됩니다. 그 결과 가정생활에서 불안감을 느껴 노인성 신경증이나 우울증에 걸리거나 치매가 되고 맙니다.

젊은 사람들도 이런 사실을 알아두어야 합니다. 노인이든 젊은이든 사물의 관찰이나 생각에 있어서 나쁜 습관에 들지 말고, 언제나 유연한 머리로 사물을 보고 한쪽으로 기울어진 생각을 하지 말아야 건전한 노년기를 보낼 수 있습니다.

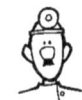 **의사가 권하는 한마디**

　건강하게 살기 위해서는 자기 자신을 관리하는 마음과 기술습득이 강조됩니다. '자신을 이겨야 한다(克己人)'는 것입니다. 나쁜 습관을 버리는 것은 '자신과의 싸움'입니다. 마음과 몸에 붙은 좋지 않은 습관을 버릴 수 없는 사람들이 간혹 있습니다. 본인뿐만 아니라 가족이 고민에 휩싸이는 경우도 있습니다. 그러한 경우는 대체로 일상생활 중에서 불평불만이나 불안을 갖는 사람들에게 많습니다. 이런 사람은 습관을 버리도록 설득해서는 효과가 없고, 그 사람이 가지고 있는 불평불만이나 불안이 어떤 것인지 해결해주는 것이 치유의 첫걸음이 됩니다.

　좋지 않은 습관을 끊고 좋은 습관을 몸에 붙게 하는 것은 어려운 일이지만 건강하게 늙어가기 위해서는 대단히 중요한 일입니다. 그렇기 때문에 '자신과의 싸움'에서는 꼭 이겨야 합니다.

4. 운동

'건강하게 늙어간다' 고 말하지만, 정말 건강하면 늙지 않습니다. 달력상으로 나이는 매일 먹지만 심신이 모두 건강하여 정신연령이나 육체연령이 젊다는 느낌으로 살아갈 수 있습니다.

운동부족은 성인병 최대의 적

'성인병 원인의 3악(三惡)' 은 비만, 스트레스, 운동부족입니다. 그중에도 운동부족은 최악의 적이며, 이 3악의 해소에 도움이 되는 것은 적당한 운동입니다. 기계문명의 발달로 불과 5분이면 갈 수 있는 곳도 차를 타고, TV도 원격조정으로 조작하기 때문에 근육의 움직임은 줄게 마련입니다.

인간의 근육은 심장을 포함하여 쓰지 않으면 약화되고 맙니다. 따라서 근육 내의 모세혈관을 발달시켜 튼튼히 하려면 지속적인 운동이 중요합니다. 미국에서 조깅이 유행한 것도 연간 100만여 명이나 사망하는 심근경색에 걸려서는 안 되겠다는 생각에 심장 혈관을 발달시키고자 뛰기 시작한 것입니다. 또 요통의 80%는 요근이 약하기 때문에 일어난다고 했을 때, 역시 운동부족은 커다란 적입니다.

'나이가 들었으니 안 된다' 는 생각은 금물

나이가 들어서 일어나지 못한 103세의 사람이 결심을 다시 하고 일어나서 걷게 된 예가 있습니다. "이 나이에……."라고 말하면 절대로 안 됩니다. 모든 것은 마음먹기에 달려 있습니다. 우리에게는 자신도 알지 못하는 힘이 존재합니다. 할 수 있다는 믿음이 이것을 더 크게 만듭니다. 생각하고 행동하는 것이 매사에 긍정적이며, 여기에 여유가 첨가되면 됩니다. 항상 편안한 마음으로 조급함을 없애는 여유를 가지도록 노력하십시오.

노화를 늦춰주는 운동

노화를 늦추는 방법으로 운동을 이야기한 적이 있습니다. 운동 중에서 근육 운동보다는 유산소 운동이 좋습니다. 유산소 운동이란 산소를 적절히 사용해서 피하지방의 연소를 가지고 와 비만을 해소하는 동시에 혈관을 발달시켜서 근육의 힘을 늘려 노화를 늦춥니다. 유산소 운동은 심장박동을 느낄 수 있고, 땀이 조금 나는 정도의 강도로 꾸준히 하는 것이 좋습니다. 노화를 늦춰주는 운동에는 속보, 조깅, 자전거, 수영, 하이킹 등이 있습니다.

운동의 강도

적당한 운동도 그 질과 양에 있어 개인차가 크기 때문에 각자의 능력에 맞게 하는 것이 중요합니다. 손쉽게는 1분간의 맥박수로 정하지만, 운동을 해본 일 없는 사람이나 체력이 약한 사람은 강도를 절반 정도에서 시작하여 3개월~반년 정도 걸려서 점점 익힌 후 늘려가도록 합니다.

운동 중의 맥박수는 40대는 1분에 최고 175, 보통 140, 약할 때 115, 50대는 각각 165, 135, 110, 60대는 155, 125, 110이 기준인데 이 정도의 맥박수가 되는 운동을 1일 15~30분 이상 계속해서 할 필요가 있습니다. 훈련이 진행됨에 따라 똑같은 맥박수로 할 수 있는 운동의 강도는 지연히 늘어납니다.

연령대	운동중 맥박 수(1분간)		
	최 고	보 통	약할 때
40대	175	140	115
50대	165	135	110
60대	155	125	110

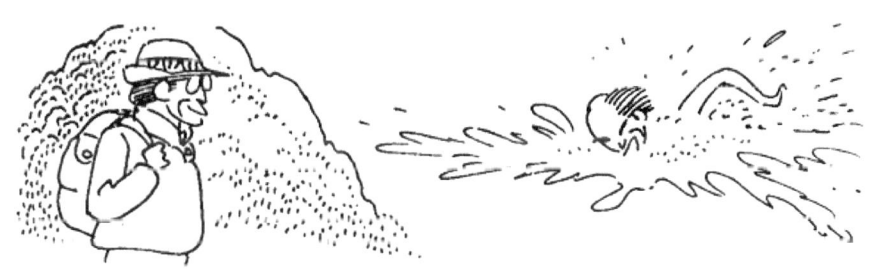

[그림 6] 운동의 가늠은 맥박 수로

맥박수 재는 방법

맥박은 시계로 재야 하기 때문에 보통 운동을 중단, 또는 끝내고 정지상태에서 잽니다. 정지한 후 맥박을 바로 재면 운동 중과 비교하여 1분간 10회 정도 감소합니다. 따라서 110회/분인 경우에는 10을 더해 120회/분이 운동 중의 맥박이라고 생각하면 됩니다.

운동방법

손쉽게 할 수 있는 유산소 운동은 2km를 20분 전후의 속도로 걷는 것입니다. 산책이나 쇼핑할 때 천천히 걷지 말고 팔을 흔들면서 보폭을 크게 하는 일은 손쉽게 누구라도 할 수 있습니다.

걸을 때 중요한 것은 숨쉬는 방법입니다. 발에 맞추어 4보는 숨을 들이쉬고 4보는 숨을 뱉고, 3보 들이쉬고 3보 뱉고, 고통스러우면 2보 들이쉬고 2보 뱉는 식으로 입을 벌리지 말고 의식적으로 호흡을 조절하면서 걸으면 숨도 차지 않고 피곤하지도 않습니다.

작심삼일이란 말처럼 3일 하다가 그만두는 일이 있

어서는 안 되며, 평생 지속하는 것이 중요합니다. 반면에 피로로 오는 골절 등을 예방하려면 주중 2일은 쉬는 것이 좋고, 비가 오면 마음 놓고 쉬는 여유를 갖는 것이 좋습니다.

운동을 해서는 안 되는 사람

운동이 심신의 건강에 좋다고는 하지만, 해서는 안 되는 경우도 있다는 것을 알아야 합니다. 심장병, 신장병, 간장병, 급성 전염병, 열이 있는 경우, 고혈압 등이 있는 분은 꼭 주치의와 상담을 하도록 합니다.

 의사가 권하는 한마디

운동은 선택이 중요합니다. 자신의 건강상태와 체력을 고려해서 결정하는 것이 좋습니다. 산책, 가벼운 체조, 조깅, 자전거 타기, 골프 등을 권할 수 있습니다. 노년에 테니스나 펜싱 등 힘겨운 운동을 무리하게 하면 안 됩니다. 운동이라 생각하고 집안에서의 작은 일은 스스로 하도록 합니다. 자가용보다는 대중교통을 이용하고, 가까운 거리는 느긋한 마음으로 걷는 것이 좋습니다.

5. 수면과 목욕

수 면

우리는 식욕이 있고 용변이 순조로우며 잠을 잘 자면 하루하루를 기분 좋게 지낼 수 있습니다. 그러나 노인 중에는 잠이 잘 안 온다고 호소하는 분이 적지 않습니다. 그래서 젊은이와 무엇이 다른가를 조사해봤습니다. 그 결과 노인은 깊은 잠을 이루는 시간이 적고 선잠(얕은 잠)을 이루는 시간이 많다는 것, 또 도중에 깨는 경우가 젊은 사람의 배나 많고 더 나아가서 침상에 누울 때부터 잠들 때까지의 시간이 젊은이에 비해 3배가 길다는 것을 알았습니다.

그래서 노인이 되면 잠들기 힘들고, 깊은 잠이 오지 않으며, 밤중에 깨는 일이 많습니다. 또 꿈만 꾸다가 잠잔 것 같지도 않을 때가 있고, 아침 일찍 눈을 뜨게 되어 고통스럽다고 호소하는 사람도 적지 않습니다.

물론 이와 같은 불면증은 자연적인 노화현상이라고 말할 수 있지만, 그 외에 기침으로 못 자거나 가려워서 못 자는 경우와 같이 몸에 이상이 있을 때 오는 불면증이나, 덥거나 추워서 못 자는 환경에 원인이 있을 수도 있습니다. 이러한 경우에는 원인을 제기함으로써 해결해나가야 합니다.

그러나 정말 힘이 드는 경우는 다음과 같습니다. 그것은 걱정거리가 있을 때 못 자는 경우와 뇌동맥경화

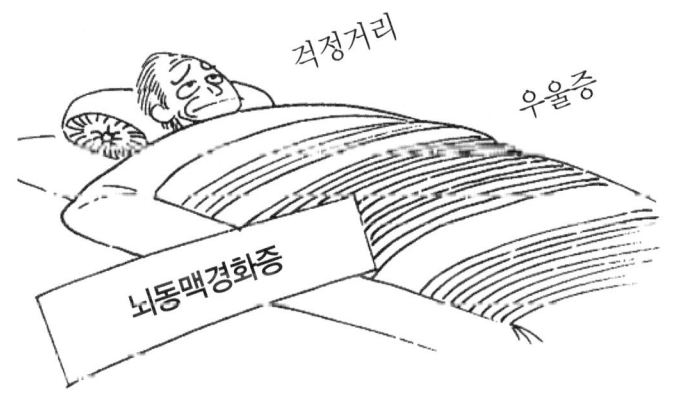

[그림 7] 의사와 상담을 해야 할 불면증

증이나 우울증의 경우가 있습니다. 이때는 본인만 고통을 느끼는 게 아니라 가족도 함께 느끼는 경우가 많기 때문에 의사와 상담을 해야 합니다.

수면은 본능이기에 자연적 생리현상입니다. 노인이 되면 여러 면에서 젊을 때와는 다른 수면을 하게 됩니다. 무엇보다 이런 현상들을 당연한 것으로 받아들이는 자세가 중요합니다. 잠을 못 자면 병이 생기다가 더 지나면 몸이 쇠약해지는 것이 아니냐 하고 걱정하는 사람이 있으나 이러한 걱정은 도리어 잠이 오는 것을 방해합니다.

또 '꿈은 5장 6부의 피로'에서 온다는 말도 있습니다. 그러나 꿈만 꾸고 자지 못했다고 하는 사람은 '꿈은 가장 깊은 잠을 잘 때 꾸는 것'임을 알아야 합니다. 잔 것 같지도 않을 경우는 불쾌하게 마련입니다. 잠이 오지 않는 것은 잠이 부족하지 않기 때문이라고 믿으면 기분이 좋아질 것이고, 어느 사이에 깊은 수면에 이르게 될 것입니다.

어쨌든 수면은 서둘지 말고 자연스러움에 맡기도록 합니다. 그리고 살아 있는 동안은 될 수 있으면 누워 있지 말고 일어나 있도록 합니다. 죽으면 영원한 수면

상태를 유지하기 때문입니다.

목 욕

목욕은 적은 비용과 노력으로 날마다 즐길 수 있는 일입니다. 물론 사람에 따라서 즐기는 방법이 다르겠지만 일반적으로 노인에게는 미지근한 온수가 좋습니다.

뜨거운 목욕은 통증을 완화시키는 작용이 있어 신경통이나 류머티즘에는 좋지만, 신진대사를 촉진시켜 피로나 권태감을 가져올 수도 있습니다. 또한 신경을 흥분시키기 때문에 잠을 방해하기도 합니다. 뜨거운 욕탕에 갑자기 들어가면 뇌출혈을 일으키기 쉽기 때문

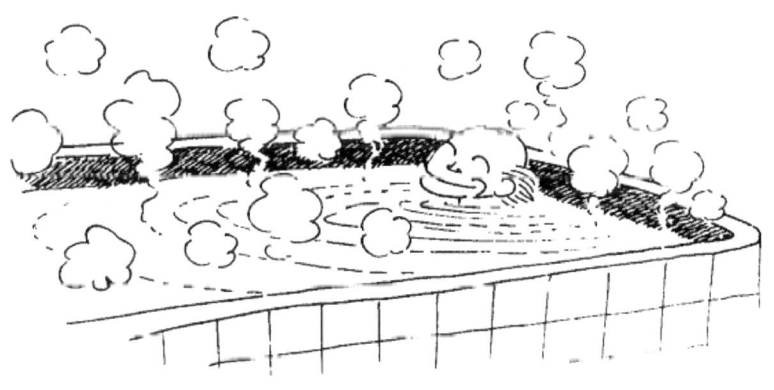

[그림 8] 노인은 따뜻한 물로 목욕을

에 혈압이 높은 사람은 금물입니다.

목욕하기 좋은 따뜻한 욕탕은 신경을 진정시키는 작용이 있습니다. 특히 수족이 차서 추위를 잘 타는 노인은 취침 전에 미지근한 탕에 20~30분간 들어가 있으면, 몸이 더워지면서 수면을 도와줍니다. 단, 더워진 몸으로 찬방에 들어가는 것은 삼가야 합니다. 협심증이나 심근경색을 가지고 오기 쉽기 때문입니다.

욕실에 가장 먼저 들어가는 것은 기분 좋은 일이지만, 욕실 안이 차가울 때가 있으므로 실온이 높아지면 목욕을 하는 것이 좋습니다. 또 식사 직전, 직후, 음주 후의 목욕은 피하는 것이 상식입니다.

겨울이 되면 감기에 걸리기 쉽다고 목욕을 피하는 사람도 있습니다. 요즈음은 외풍이 심한 과거의 욕실과 달리 보온이 잘 되어 있고, 구조 또한 훌륭해서 걱정이 없습니다. 뜨거운 탕에서 오랜 시간을 보내는 것은 위험하기 때문에 따뜻한 탕에 들어가서 몸과 마음을 차분히 안정시켜 하루를 생각할 수 있다면 더 없이 좋을 것입니다.

6. 보람 있는 삶의 대책
– 일과 여가선용

정신활동의 저하는 치매와 연결된다

치매란 정신활동이 전반적으로 저하되어 있는 상태를 말합니다. 건강상태가 좋고 머리를 잘 쓰는 사람이면 나이가 많아도 치매에 걸리는 일이 적습니다.

치매는 뇌신경 세포의 기능이 잘 이루어지지 않을 때 일어나는 것입니다. 그 원인으로는 뇌혈관 병변(뇌출혈, 뇌경색, 동맥경화 등)이 뚜렷한 경우와 또 확실한 원인이 없이 뇌 세포의 변화만으로 일어나는 경우가 있습니다. 모두 일상생활 중에 건강유지를 잘하는 것이 치매를 예방하는 지름길입니다.

치매방지를 위한 대책

치매는 자신의 삶에 보람을 잃었을 때 생기기 쉽습니다. 삶의 보람이란 자신 이외의 사람에게 어떤 도움이 된다고 느끼는 것입니다.

자기의 존재나 행동은 타인으로부터 확실한 반응이 있을 때 삶의 보람을 가장 많이 느낍니다. 또 자기가 하고 있는 일에 대하여 올바른 가치판단을 계속 유지해서 유용하다고 느낄 수 있다면 그것도 보람 있는 삶이라 할 수 있습니다. 중요한 것은 마음을 활짝 열고 사는 것이 보람 있는 삶의 근본입니다.

노인이 할 일

자영업을 하는 사람은 몇 살까지라도 그 일을 지속할 수가 있습니다. 또 그것이 삶의 보람일 수 있습니다. 나이가 들었다고 해서 안락하게 은둔생활을 하려는 생각은 결코 좋은 일만은 아닙니다. 그러나 연령이 많아질수록 능력이 감퇴된다는 것은 알아야 합니다. 후계자가 나타나 밤낮으로 자신의 기업체처럼 열심히 일하지 않더라도 넉넉한 마음으로 크고 넓은 차원에서 그 일을 두루 내다보는 여유를 가져야 합니다.

나이가 들면 대체로 소극적으로 변하기 쉽습니다. 젊은이들은 진보적, 적극적이고 때로는 앞뒤를 가리지 않을 때도 있습니다. 그러나 필요할 때는 경험이 많은 우리들이 올바른 방향을 제시해주어야 합니다. 그와 동시에 필요 없는 제약을 걸어서는 안 됩니다. 젊은 사람들이 하는 일이라고 무관심하고 방치할 것이 아니라 보다 강한 관심을 가지면서 방해가 되지 않게 돌봐주어야 합니다. 때로는 본업과는 별도로 작은 규모의 일을 지속해보는 것도 좋은 일입니다.

봉급 생활자로 인생의 대부분을 지내고 있는 사람은 노후를 맞이할 준비로서 기술을 습득해두는 것이

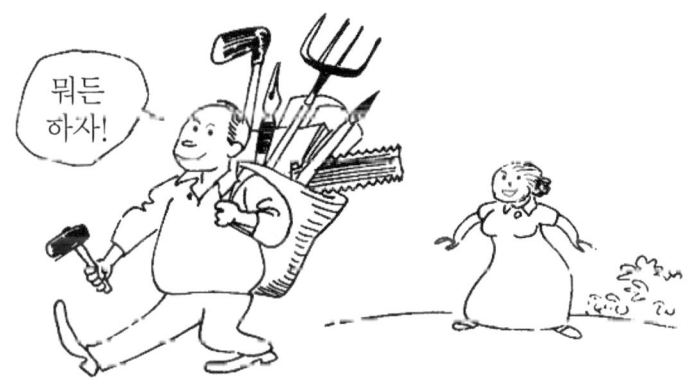

[그림 9] 노후에 할 일을 적극적으로 찾아보자

좋습니다. 곰곰이 생각해보면 지금까지 해오던 일 중에 무엇인가 할 만한 일이 있을 것입니다. 회계나 서기는 사무계통의 일을 해온 사람이면 누구나 해오던 일이고, 공장에서 일해온 사람에게는 또 무엇인가 있을 것입니다.

그중에서 어떤 것을 찾아내서 특별히 공부하고 연마해두면 일하는 데에도 도움이 될 것이고, 퇴직 후에 보람 있는 삶을 얻는 데에도 도움이 될 것입니다. 만약 특별한 일을 발견하지 못했을 때는 현재의 일 이외의 특수 기술을 익혀 두면 좋을 것입니다.

이상과 같이 못 할지라도 결코 비관할 필요는 없습니다. 세상에는 남의 도움이나 힘을 빌리고 싶어 하는 사람이나 일이 많습니다. 환자의 삶의 질을 높여주는 호스피스는 보람이 큰 일입니다. 또한 심부름 센터와 같은 부탁만 하면 무엇이나 해준다는 정신이 중요합니다.

각오와 적극성이야말로 보람 있는 생의 근본이 됩니다. 그것은 생활설계를 통하여, 또 보수를 목적으로 하지 않고 자원봉사자로서 봉사를 해도 삶의 보람을 발견하게 됩니다.

어느 도시의 '미니 실버인재 센터'에서 구하고 있는

노인의 일은 다음과 같습니다. 이와 같은 일 중에서도 보람을 찾을 수 있는 노후의 일을 발견할 수가 있습니다. 중요한 것은 '해야 한다' 는 마음입니다.

— 건물 관리인, 차량 운전, 일반 사무, 경리 사무, 집배, 청소, 간병인, 가사도우미, 옥외의 가벼운 일, 간단한 목수 일, 수선, 실내의 자질구레한 일, 집 지키기, 어린아이 돌보기, 뜰의 청소, 풀 뽑기, 식목, 분재 손질, 기타 —

여가선용(Leisure)

일본인은 일 벌레라고 알려져 있습니다. 노인이 되어도 일을 계속할 수가 있어서 보람 있는 사례가 되고 있지만, 그 이외에도 보람을 느끼게 하는 일은 많습니다. 그것은 스포츠나 여가선용입니다.

주위에는 노년이 되어도 젊은이 못지 않은 활기찬 생활을 하는 사람들이 많습니다. 일을 계속하거나 스포츠나 여가선용을 즐기는 사람들입니다. 머리(정신)나 몸(육체)을 계속 사용하는 일이 그 근본 해결책이 됩니다.

① 댄스나 고전무용 등의 기초 동작을 익혀두면 언제나 그 동작을 기억하면서 즐겁게 할 수 있습니다. 유산소 운동은 조금 강한 운동처럼 느껴지나 자기 페이스에 맞추어서 할 수 있고, 사교댄스는 종류에 따라 움직임이 심한 것도 있으나 중년 이후 운동을 겸해 즐겁게 할 수 있는 최적의 운동입니다. 음악에 맞추어서 몸을 자연스럽게 움직이는 것만으로도 즐겁습니다. 이성과 마주 앉거나 서서 손을 잡고 춤을 추면 즐거움이 한층 더할 것입니다. 고전무용도 마찬가지입니다.

② 민요, 시조, 가사 등 배 속 깊숙한 곳으로부터 소리를 내는 것은 건강상 좋고, 친구와 우의를 깊게 하

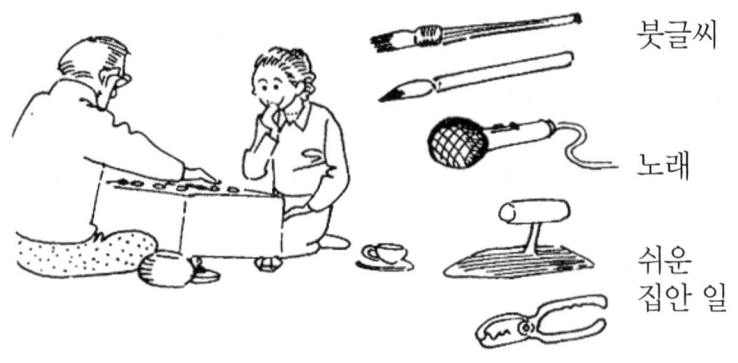

붓글씨

노래

쉬운
집안 일

[그림 10] 무리한 일은 삼가고 친구와 재미있게 지내자

기 때문에 정신활동을 활발하게 합니다.

③ 노래를 한다거나 낱말풀이 등 머리를 쓰는 일도 즐길 수가 있습니다. 신문이나 잡지에 투고하는 일도 좋은 자극이 됩니다. 동호인들의 뜻을 모아 노래모임을 조직하는 것도 즐겁습니다. 자신의 움직임 주위에 사전을 두고 공부하는 것은 두뇌 활력의 근원이 되기도 합니다.

④ 바둑과 장기는 옛날부터 사랑을 받아온 것입니다. 깊이 생각하는 사람, 직감적인 시람, 여러 종류의 사람이 있지만 모두가 머리를 써가며 게임을 하는 사이에 상호간의 교류가 이루어집니다.

⑤ 접목재배, 분재, 꽃과 난 가꾸기, 애완동물 기르기 등 자신이 해보아야 비로소 남이 만든 작품의 훌륭함도 인정하게 되고, 고생도 알게 되어 즐거움이 너해갑니다. 몸도 적당히 움직이고 연구하거나 생각하여 머리를 쓰는 것이 좋습니다.

⑥ 산책도 훌륭한 일입니다. 주위를 한가하게 걷다 보면 걷지 않을 때는 느끼지 못한 새로운 발견이 있어 새미있습니다. 도시의 공원, 시골의 논길에서 식물이나 들꽃을 조사하는 것 역시 뜻 있고 효과적일 것

입니다.

⑦ 게이트볼과 같은 스포츠는 노인에게 적당한 운동으로 여가선용의 뜻이 많이 포함되어 있습니다. 조깅, 산책, 사이클, 골프도 마찬가지입니다. 어느 것이나 무리하지 말고 자기 나름대로 몸이나 머리를 써서 친구나 또 상대할 사람을 만나 서로 삶에 자극을 주면 노화나 치매를 예방할 수 있습니다.

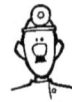 **의사가 권하는 한마디**

올바른 여가선용은 노인들에게 절실합니다. 어떤 것이 있는지 알지 못해서, 아니면 친구나 어울릴 수 있는 집단이 없어서 고민하는 분들도 많을 것입니다. 그러나 마음을 열고 이웃들을 대하다 보면 모두가 좋은 친구로 다가옵니다. 취미생활이나 운동을 하면 자연스럽게 어울릴 수 있는 집단도 생깁니다. 댄스나 스포츠, 대중가요도 좋지만 복음성가와 찬송가도 권할 만하며, 무엇보다 자신의 삶에 자극이 되어 활기찬 생활을 하는 것이 중요합니다.

7. 노인과 성

일반적으로 대중의 면전에서 성(性)에 대해 이야기하면 지저분하고 더럽다는 말을 듣기 쉽습니다. 그러나 성이란 삶을 충족시키는 근원이라는 넓은 생각으로 노인과 성에 대한 문제에 관해서 생각을 해보고 싶습니다.

젊고 기쁘게 살기

일본인의 평균수명은 후생성 통계자료인 '2019 국민 위생 동향'에 의하면, 남자는 81.25세 여자는 87.32세입니다. 우리나라의 통계청에서 최근 발간한 '2050년 한국 인구 피라미드 자료에 의하면 인구구조는

0~14세 12.57%, 15~64세 72.19%, 65세 이상 15.23%로 구성됩니다.

우리나라는 2018년에 80세 이상 초고령 인구비중이 14%가 넘어 고령사회가 되었습니다. 더구나 2050년에는 초고령인구가 38%로 크게 늘어 대책이 시급한 상황입니다. 물론 이러한 급속한 수명의 연장은 영유아 출생률의 감소가 큰 요인을 차지하고 있습니다. 또 전후 의학의 비약적 발전, 식생활의 개선, 생활환경의 정비 등이 도움을 준 것입니다.

다른 면에서도 핵가족화, 고령화사회에 있어서의 노후대책은 크나큰 사회문제가 되고 있습니다. 어떻게 하면 고령화사회에서 여생을 '젊고, 즐겁고, 행복하게 살 수 있을까' 하는 문제는 우리의 큰 과제입니다.

여성의 성

여성은 결혼하여 희망하는 수의 자녀를 낳을 때까지는 수동적으로 남편의 성 욕구에 응하지만, 그 목적을 달성하면 원하지 않는 임신에 대한 불안과 공포 때문에 자연히 요구를 거절하게 됩니다. 수많은 여성들은 갱년기가 되면 배란이 정지되어 임신에 대한 걱정이 없어져 일시적으로 성 욕구가 높아집니다. 그래서 남편에 대해 새로운 관심을 갖고 성생활을 즐기게 됩니다. 50대 초에 제2의 신혼을 맛본다고 말할 수 있습니다.

그러나 갱년기에 들면 난소호르몬의 분비가 저하됩니다. 그 결과 자궁과 난소는 서서히 위축하여 질의 폭이나 길이가 줄어들고 또 대순이 수축하기 때문에 질의 입구가 좁아집니다. 또 다른 면에서는 여성의 성기를 부드럽고 촉촉하게 하는 발트린(Bartrin)선의 분비물과 질의 벽에서 나오는 점액이 감소합니다.

따라서 질과 질의 입구가 건조하고, 질의 표면을 덮고 있는 막도 약화되어 염증을 일으킨다든지 출혈하기 쉽습니다. 부부관계 시 원활한 교류가 되지 못하면 몹시 아픕니다. 이것이 원인이 되어 여성은 부부관계를 싫어하게 되고 성생활의 단절로 연결되기도 합니다.

이러한 상태에서는 난소호르몬인 에스트로겐제를 복용하면 질의 분비물이 증가하고 촉촉하게 되어 성행위가 쉽게 이루어집니다. 미국, 영국, 캐나다, 프랑스, 오스트리아 등의 선진국에서는 노년기에 이와 같은 약제를 복용하여 젊음을 되살리고 있으며, 성생활을 연장시키는 데 도움이 되고 있습니다.

남성의 성

우리 사회는 노인의 성 문제를 면전에서 말하면 안되는 것으로 여겨왔고, 노인문제를 토의할 때도 성에 관해서는 피하곤 했습니다. 따라서 노인의 성은 아무런 이유 없이 항상 세간에서 무시당해왔습니다. 그러나 노인이라고 해서 전혀 성과 무관하다고 볼 수는 없습니다. 60세 이후 노인의 성생활은 전혀 불가능하며 필요조차 없다는 생각이 일반화되어 있습니다. 노인이 성행위를 한다는 것은 건강에 지장을 초래하며, 성적으로 이상하다고 생각되어 많은 노인은 성을 체념 또는 포기하는 경향이 있었습니다. 그러나 순천당 대학의 치바 교수 등이 조사한 바에 의하면 남성의 성적능력은 일반적으로 알고 있는 것보다는 더 오래 지속됩니다. 60세 이후가 되어도 성행위가 되는 사람이 약 60%였고, 80세 이상에서도 1/4이 능력을 가지고 있었습니다.

젊어지는 성생활

남성의 성 능력은 길게 지속되는 데 비해 여성의 성기는 빨리 노화하기 때문에 남편은 부부간의 성생활로부터 다른 사람과의 관계로 발전시키는 경향이 있습니다. 이것이 중·노년부부들의 이혼 원인이 되기도 합니다. 이제 의학과 과학의 발달로 갱년기 이후의 성을 생각하지 않을 수 없게 되었습니다. 따라서 부부가 충분한 대화를 통하여 그 문제를 해결해야만 합니다.

갱년기에서 노년기로 넘어갈 때 여성의 변화에 대응하여 남편의 충분한 이해와 베러가 없으면 부부관계는 단절로 이어지고 맙니다. 그러나 이 시기를 소중하게 다루면 그 후의 성생활이 지속됩니다.

성기의 노화를 어떻게 방지할 수가 있을까가 문제입니다. 하나는 갱년기부터 여성의 체내에서 감소하는 에스트로겐을 보급하는 동시에, 선진국에서 노인의 원활한 성생활을 위해 사용되는 윤활제를 성행위시에 부부가 함께 국부에 바르면 종래와 같은 통증을 없앨 수가 있습니다.

최근 산부인과를 방문하는 중·노년 부인 중에 성으로 인한 고민을 호소하는 사람이 대단히 많아졌습니다. 그러나 이러한 고민은 누구에게나 상담할 수 있는 내용이 아니기 때문에 혼자서 고민하는 사람이 많습니다.

일전에 외래에 52세의 여성이 저녁마다 잠이 오지 않는다고 호소해왔습니다. 무엇을 물어도 대답이 없고 분명하지 않았으며 그저 고개만 숙이고 있었습니다. 그래서 남편과의 성생활이 즐겁지 못 하느냐고 물었습니다. 그랬더니 눈물을 흘리면서 어렵게 대답했습니다.

"실은 그렇습니다. 남편과 관계할 때 때때로 국부에 심한 통증이 와서 도저히 성관계를 할 기분이 나지 않습니다. 그러나 남편은 강요해옵니다. 최근에는 밤이 오는 것이 무섭고, 남편의 얼굴을 보는 것도 싫어졌어요. 좋지 않은 일이라고 생각하지만, 남편에게 술을 권해 취하게 한 후 잠들게 하고, 딴 방에서 혼자 자고 있습니다."

또 56세의 부인이 잠을 이룰 수 없고 극도로 피곤해서 병원에 왔습니다. 남편은 61세로 최근까지 부부는 교직에 있었으나 함께 퇴직했습니다.

직장에 다닐 때는 서로 일이 많아서 성생활은 월 2~3회 정도였습니다. 남편은 건강하나 퇴직 후 일이 없기 때문에 정력을 발산하기 위해서 아내에게 과도한 성 요구를 하게 되었습니다.

아내의 성기는 노화로 인해 행위 시 통증이 날로 심해졌으나, '애정 표시를 해야지' 하는 마음 때문에 남편의 요구를 거절 못 하고 견뎌왔습니다. 그러나 '지금의 상황이라면 이혼이라도 해야 살아남을 수 있겠다' 는 단계에 왔기 때문에 상담을 결심하고 왔다는 것입니다.

이러한 예는 벌써 육체뿐 아니라 정신적으로도 부부의 화합이 힘들게 되어 가정파괴를 가지고 올지도 모르는 경우입니다. 이러한 분들에게 에스트로겐을 복용시키고 행위 시에 바르는 젤크림을 부부가 같이 국부에 사용하기를 권합니다. 그런 후 2~3개월이 지나면 이러한 고통으로부터 해방되어 성생활을 유지할 수 있습니다.

서로 사랑하는 마음이 최고

나이가 들면 확실히 성의 능력이 약해집니다. 그러나 완전히 없어지는 것은 아닙니다. 인간은 살아 있는 한 성욕과 성생활은 가질 수 있다고 봐야 옳습니다. 이와 같이 방치되고 경멸되어온 노인의 성 문제에 대해서 보다 깊은 애정과 이해를 가지고 접근할 필요가 있습니다.

성의 문제를 도외시하는 노인복지를 주장하는 것은 거짓입니다. 이렇게 말한다고 해서 성생활을 죽을 때까지 계속해야 한다고 강요하는 것으로 오해해서는 안 됩니다. 결코 그런 것은 아닙니다.

성생활에도 한계가 있고, 언젠가 성행위가 불가능할 때가 옵니다. 능력의 한계가 왔다고 해서 따로따로 떨어져서 이불을 덮고 자거나 별실에 떨어져서 자면 안 됩니다. 이럴 때일수록 한 이불 속에서 부부가 서로의 온기를 느낄 수 있는 스킨십이 중요합니다. 스킨십을 통해 성감을 갖는다는 것은 성생활에 있어서 대단히 중요합니다.

그렇게 하면 서로의 피부가 따뜻해짐을 소중히 여겨

죽을 때까지 약하기는 하지만 성의 즐거움을 느끼며 부부로서의 만족감에 젖을 수 있습니다. 고령의 부부는 서로의 보살핌과 피부의 접촉이 있으면 성행위가 없다고 해도 젊을 때와 같은 만족감을 얻을 수 있습니다.

동반자를 잃은 사람들의 성

성생활에서 문제가 되는 것은 고령화사회에서 배우자를 잃은 노인의 성입니다. 예컨대 스킨십 정도만을 원하나 상대가 없는 노인들은 어떻게 하느냐고 반문할 수 있습니다.

최근의 인구 조사에 따르면 65세 이상의 노년인구는 총 인구에 대해서 10.3%를 차지하고 있고, 더구나 그중 무배우자 노인은 약 440만 명이나 됩니다. 이러한 고령화사회의 무배우자 노인에 대한 문제는 또 하나 해결해야 할 앞으로의 큰 과제입니다.

무배우자 노인에게는 삶의 보람이 될 수 있는 동반자를 구하면 좋을 것입니다. 그러나 허진한 생활 중에 의지힐 수 있는 사람을 원하고, 서로 위로해줄 상내를 원해도 현재의 가족제도 안에서는 여간 힘든 일이 아

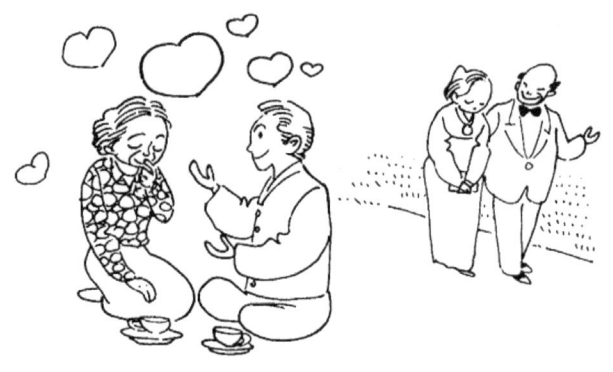

[그림 11] 노인클럽에서 행복 찾기

닙니다. 혹 노인끼리 이성교제를 한다면 나이 값도 못하는 부정한 일이라고 가족으로부터 심한 눈총을 받게 마련이고, 자신도 이와 흡사한 기분을 갖게 됩니다.

그러나 고령화사회에서는 무배우자 노인에 대하여 따뜻한 이해와 협조로 고독한 노인들을 위해서 교제의 장을 넓혀주어야 합니다. 가끔 따뜻한 차를 마실 친구 등을 적극적으로 구해주도록 힘써야 할 것입니다.

이는 노인에게 삶의 보람을 주는 일이기도 합니다. 자식들의 양육에 모든 것을 쏟아온 부모의 노후에 새로운 인생을 발견할 수 있도록 젊은 세대는 힘껏 협력하는 자세가 필요합니다.

노인클럽은 고령 노인들의 좋은 사교장입니다. 특히 배우자가 없는 사람에게는 이성과의 재미있는 대화의 장이 됩니다. 노인들도 이성과의 교제가 시작되면 멋을 내게 되고, 따라서 '젊어지고 있구나' 하는 것을 느낄 수 있으며, 사랑의 대상자를 발견하게 마련입니다.

마음에 맞는 노인이 조용히 흐르는 냇가의 둑에 말없이 기대어 앉아 있는 모습이 좋더라고 누군가 말한 것을 들은 적이 있습니다. 이것이야말로 피부의 접촉으로 오는 따뜻함을 즐기는 모습이라고 봅니다. 노인 클럽에서 가장 인기 있는 시간이 댄스라는 것을 봐도 남녀의 접촉이 얼마나 중요한가를 알 수 있습니다.

이와 같이 단순히 차를 마시는 친구로 교제를 시작하여 결혼까지 발전시키는 경우가 고령화사회에서는 점점 증가할 것입니다.

무배우자 노인의 가족들이 진정으로 부친이나 모친의 행복을 희망한다면, 삶의 보람을 잃지 않고 희망차고 활기찬 여생을 보내는 노인이 점점 증가할 것입니다. 이것이야말로 회춘이며 노인의 성 부활이라고 생각합니다.

이제 고령화사회에서의 성 문제는 피할 수 없는 지점까지 와 있으며, 노후대책의 중요한 부문으로 많은 이들이 공감하고 깊이 생각해야 할 일이라고 봅니다.

8. 가정의(주치의)의 권장

가정의란?

어떤 사회나 생활건강, 곧 가족 전체의 건강을 지속적으로 진료하고 상담하는 개업의가 필요합니다.

의사는 크게 개업의와 대학병원 등의 큰 병원에서 일하는 병원 근무의로 나눌 수 있습니다. 가정의란 개업의, 특히 내과계 등 가까운 주변에 있는 일반 상담의라고 볼 수 있고, 병원 근무의는 전문의의 성격을 띠고 있는 경우가 많습니다.

가정의의 역할

중년을 지나 점차 나이가 들면 젊었을 때보다 노화 현상이 빨리 나타납니다. 또 여러 가지 병도 나타납니다. 단순하게 감기와 같은 일시적인 병이 있는가 하면 고혈압이나 당뇨병, 퇴행성관절염과 같이 장기간에 걸쳐서 지도, 치료를 필요로 하는 병도 있습니다.

가정의는 가벼운 병의 진료, 장기간 진료를 요하는 만성병 및 노인병의 지도와 치료, 그리고 건강진단이나 질병의 예방, 예컨대 순간적으로 돌발하는 뇌졸중이나 급성 심근경색의 발작을 일으키는 경우 구급왕진, 혹은 상세한 검사를 전문병원에서 받고 싶어 할 때나 구급왕진 때의 병원소개, 남모를 걱정이나 고민이 생겼을 때의 상담 등을 의뢰할 수 있는 의사입니다.

또 근래에는 지역의료 시스템이 정비되고 있는데, 개업의는 지역의료 시스템의 일원으로 팀웍에 따라 함께 일하고 있습니다.

그러므로 어떤 개입의를 가정의로 징하면 지역의료 시스템의 궤도에 오르게 됩니다. 에를 들어 누운 재 일어나지 못하는 노인이 정기적으로 보건간호사로부터

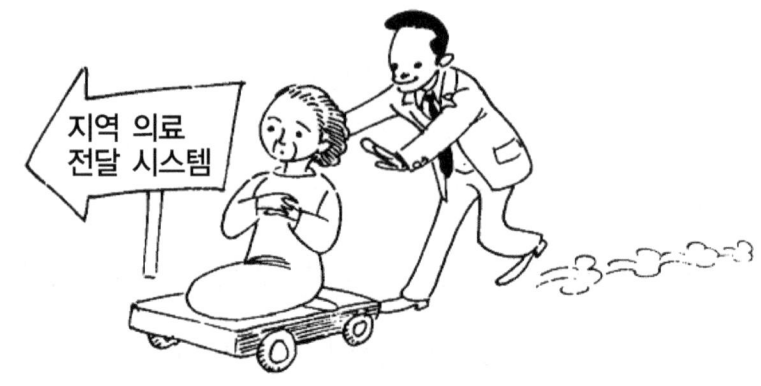

[그림 12] 가정의를 정하라

방문간호를 받거나, 장소에 따라서는 출장목욕서비스를 받을 수 있는데 이럴 때 가정의의 조언이나 연락으로 원활히 주선할 수 있습니다.

상담하기 쉬운 가정 의료

누구든지 병이 나서 걱정할 일이 생기면 의지할 사람을 만나 상담하며, 도움을 받고 싶어 하는 것이 사람의 마음입니다. 이 같은 일은 의료에 있어서 대단히 중요한 부분입니다. 그러나 의학의 전문화, 세분화된 현재까지 상담이 경시되는 경향이 있으며, 특히 대형 전문병원이나 대학병원에서는 상담하기가 더욱 힘듭니다.

큰 병원에서의 상담이 힘들 것을 예상하여 체념할 게 아니라 상세히 설명을 구하는 것이 좋다고 봅니다. 가정의는 이러한 상담이 가장 중요한 업무 중 하나이기 때문에 선정할 때는 상담하기 쉬운 의사, 설명을 잘 해주는 개업의를 정하도록 권합니다.

사람에게는 서로 맞는 사이가 있습니다. 삶의 방법이 다양하고 좋아하는 것이 다르기 때문에 자신과 맞는 개업의를 신중하게 찾아보는 것이 좋습니다.

그러나 먼 곳에 있는 의사는 불편할 때가 많기 때문에 비교적 가까운 거리의 의사가 좋습니다. 도시에서는 도보로 20분의 범위 안에서 정하면 선택의 폭도 넓습니다.

물론 지금은 교통이 발달하고, 자가용이 있기 때문에 거리에 크게 신경 써야 하는 것은 아니지만 가정의라는 본래 의미를 되새기기 위해서는 위급한 상황에 대처하는 것이 선택의 두 번째 요소가 되어야 합니다.

따라서 마음에 맞는 가정의를 결정하게 되면 지금부터 삶의 방법, 예컨대 즐거움을 갖는 법, 성생활 등 노년기에 특히 중요한 일들에 대해 솔직하게 상담하고 조언을 받으며, 더 나아가 죽음 문제까지 격의 없는 대화를 나눌 수 있게 됩니다.

우리 주위에는 좋은 가정의를 얻은 후 생활이 밝아지고 즐거워졌다는 노인이 많다는 사실을 기억하시기 바랍니다.

 의사가 권하는 한마디

가정의를 정하기 힘든 지방은 보건소나 지소 또는 보건진료소를 이용하시면 됩니다. 원래 보건기관은 예방의학(질병의 예방, 건강증진 등)적 차원의 기관이지만, 일반환자의 진료도 맡고 있습니다. 보건소에서는 여러가지 업무 즉, 환경보건·방역·모자보건(임산부와 영유아보건)과 가족계획, 결핵관리 등에 대하여 봉사하고 있습니다.

02

노인질병 관리
(노인병의 특징)

노인병의 특징

질병은 수천 가지가 넘기 때문에 대략 구분하면 전염병과 비전염병, 급성과 만성, 진료 즉 진단해서 병명을 찾아낼 수 있는 병, 현대의학으로 찾아내기 힘든 질병, 특히 병명을 알아도 치유가 불가능한 질병으로 나눌 수 있습니다.

다른 시각에서 보면 치료하지 않아도 휴식만으로 낫는 병도 있으나 아무리 기다려도 사연치유가 되지 않는 질병도 있습니다. 따라서 발병하면 의사의 진찰을 받아야 합니다.

일정하지 않은 증상

노인병의 특징은 한 사람이 많은 병을 가지고 있다는 것입니다. 그리고 증세가 나타날 때도 있고 숨어 있는 경우도 있습니다. 증세가 젊은 사람과는 많이 다른 것도 특징 중 하나입니다. 노인병은 증세가 뚜렷하지 않으며 나타난 증세보다 실제로 훨씬 더 심한 경우도 있습니다. 그렇기 때문에 진단을 내리기가 힘듭니다.

노인은 병이 나면 중증이 되기 쉽고, 더 나아가서 정신, 신경 증상이 표면으로 나타나는 경우가 많습니다. 똑같은 병에 있어서도 개인차가 크고 증상 및 임상검사의 검사치도 젊은 사람과는 다른 경우가 적지 않습니다.

약보다 중요한 것은 간호와 관리

예를 들자면 노인에게는 탈수증이 많고 그에 따라서 살아가는 데 필요한 혈액 속의 나트륨(Na), 칼륨(K), 염소(Cl) 등의 균형이 깨지기 쉽습니다. 그것을 조절하기 위해 여러 가지 방법을 써도 젊은 사람과는 달리 반응이 늦고 개선되기가 어렵습니다. 약으로 치료할 경우 때로는 과민상태에 빠지거나 효과가 전혀 없을 때도 적지 않습니다.

따라서 병은 노인을 둘러싼 가족이나 의료 담당자의 간호, 또 관리의 질 여하, 사회적·환경적·경제적 사정에 따라 많은 영향을 받습니다. 즉, 노인병의 치료는 약보다 간호나 관리가 중요합니다. 1차 진료(보건, 복지, 의료의 통합)가 강조되는 것이지요.

혈압이 높고 허리가 아파서 병원에 오는 노인들이 특히 고통스러운 것은 난청이라고 말합니다. 이 경우 치매 여부를 확인하기 위한 중요한 문진을 할 수 없게 됩니다. 가족에게 여러 가지를 물어봐도 정확한 정보를 얻기가 힘들어 고민하게 됩니다.

그래서 타진, 청진, 시진 등을 충분히 하는 동시에 임상검사나 특수검사를 실시해 결과를 얻습니다. 이와 같은 정밀검사를 노인에게 고통을 주지 않고 할 수 있다면, 여러 가지 정보를 다양한 방법으로 얻을 수 있습니다.

건강관리는 예방책

자기 자신의 건강관리에 관한 예를 들면, 우리의 경

우는 소금 섭취량이 많습니다. 따라서 각자가 이것을 억제하고 관리할 수 있도록 조절하여 건강수첩에 스스로 그 요점을 기입하게 합니다. 자신의 건강은 자신이 지켜야 한다는 생각은 대단히 중요합니다. 노인병의 예방은 노인이 된 후에는 늦기 때문에 젊었을 때, 즉 늙기 전에 실시해야 함에 유의해야 합니다.

종합검진보다 중요한 가정의

지역에 따라 여러 가지 특성이 있습니다. 기후나 풍토, 식습관이 지역마다 다르기 때문에 건강을 지키기 위해서는 지역특성을 충분히 인식하는 것이 필요합니다. 최근에는 의료 지리학이라는 학문을 생각할 정도로 발전하고 있고, 각 지역의 식생활의 개선, 기후, 풍토에 대응하는 법, 주택환경의 정비 등도 연구되고 있습니다.

요컨대 일상생활에서 노인이 되어도 건강에 관한 여러 가지 요소를 생각하면서 병에 걸리지 않도록 적절한 식생활이나 운동을 연령이나 건강상태에 알맞게 해나간다는 것이 중요합니다. 조깅이 유행한다고 누구나 따라 한다는 것은 위험한 일이며, 책임도 못 지는 사람의 의견을 듣고 바로 실행하는 일은 삼가야 합니다.

그러기 위해서는 훌륭한 가정의, 따뜻한 마음으로 상대의 입장에서 생각해주는 의사를 선택하는 일이 중요합니다. 1년에 1회의 종합검사로 안심하고 있는 사람도 있지만, 건강이라는 관점에서 보면 일시적인 검사 데이터나 컴퓨터에 의한 진단만을 의지하는 것은 삼가는 게 좋습니다.

노인이 걸리기 쉬운 질병의 특징

노인들이 잘 걸리는 질병의 특징을 간단히 설명해 보기로 하겠습니다.

첫째, 폐렴이나 전염성 질환입니다.

노인은 감기에 걸리면 폐렴이 되기 쉽습니다. 특히 다른 병을 가지고 있을 때는 저항력(면역)이 감소하기 때문에 주의하지 않으면 안 됩니다. 폐렴으로 항생제나 기타 약을 나랑 복용해도 효과가 없거나 회복도 잘 안 됩니다. 또 폐렴의 증상인 발열 등 자각증세를 호소하는 경우가 적어서, 발견을 지연시키지 않기 위해서라도 힘이 없거나 여느 때와는 달리 몸이 좀 이상하다고 느낄 때는 지체 없이 X선 검사를 받도록 합니다.

둘째, 뇌경색 등의 뇌혈관 장애입니다.

앞에서 설명한 소금을 제한하고 무리한 운동을 피하며, 극도의 정신적 자극 등도 피하도록 힘써야 합니다. 혈압이 높은 노인은 적어도 3~4일에 한 번 정도는 가정의의 진찰을 받아 지속적으로 약을 먹는 것이 뇌경색 예방의 지름길입니다.

셋째, 뼈의 장애입니다.

노인이 되면 골다공증이라 하여 뼈가 허물어지며, 변형성척추증(變形性脊椎症)이라고 하여 척추가 변형되면서 골절이나 요통이 발생하기도 합니다. 이것을 예방하려면 비타민 D, 칼슘(우유를 마시면 좋음)을 충분히 보충할 필요가 있습니다. 그리고 넘어지지 않도록 주의해야 합니다.

◈ 치매에 걸리지 않기 위한 대책 ◈

가치 있는 삶에 관하여 알맞은 목표를 정하고, 취미를 살려가면서 리듬에 맞는 생활을 하는 것이 '건강한 노인'으로서 인생을 보내는 데 중요한 일이라고 생각합니다. 그 외에 노인병으로 주의해야 할 질병이 많지만, 특히 '노인 치매'에 관해서는 항상 주의해야 합니다. 자신에게 알맞은 취미로 매일 적당한 정신적 자극을 주는 것이 바람직하며 치매를 예방하는 데에도 효과적입니다. 치매전문요양원 등에 들어가 사회로부터 격리되지 않도록 예방에 최선을 다해야 합니다.

 ● 의사가 권하는 한마디 ●

치매와 건망증의 차이

두세 사람이 모였을 때 가장 많이 등장하는 주제는 무엇일까요? 주식? 정치? 교통체증? 연예인의 스캔들? 이 모든 화제를 제치고 수 년째 1위를 차지하는 것은 건망증입니다. 혹시 치매 초기증상이 아닐까 하는 우려 때문이죠. 그렇다면 실제로 건망증은 치매로 발전하게 되는 것일까요? 결론부터 얘기하자면 'NO!'입니다

건망증과 치매는 다른 질병입니다. 조금 더 정확히 얘기하면 건망증은 질병이 아닙니다. 건망증은 무언가를 잠시 잊는

것일 뿐, 누군가 귀띔을 하거나 다른 사실을 연상하면 금방 떠올릴 수 있는 증세를 말합니다.

이에 비해서 치매는 자신이 무언가를 잊었다는 사실 자체를 알지 못하는 것입니다. 의학적으로 얘기를 하자면 치매는 뇌 세포가 파괴돼 단순한 기억력뿐 아니라 인지와 판단능력 등 뇌 기능 전체에 문제가 생기는 병입니다.

좀더 쉽게 예를 들어보겠습니다. 아침식사 때 어떤 반찬을 먹었는지 기억이 안 난다면, 이 경우는 건망증입니다. 그런데 아침식사를 했는지 안 했는지조차 기억을 못 한다면, 이때는 치매의 가능성이 높습니다. 차를 어디에 주차했는지 기억을 못 한다면 건망증에 가깝고, 차를 주차했던 사실을 기억 못 한다면 치매에 가깝다는 얘깁니다.

정리를 해보자면 과거에 자신이 경험했고, 그때 일어났던 일들을 모두 잊어버리는 것이 치매라면, 그중 일부만을 잊어버리는 것이 건망증입니다.

당신은 어떤 경우에 속합니까?

오늘 아침에 먹었던 반찬이 기억 안 나는지, 아니면 아침식사를 했는지조차 가물가물한지를 잘 생각해보십시오.

1. 요통(腰痛)

노인의 요통은 경험하지 않은 사람이 없다고 할 정
도로 많습니다. 노인에게는 변형성척추증, 골다공증,
암의 척추에의 전이(轉移)가 요통의 3대 원인으로 생각
됩니다. 주의할 것은 노인의 요통을 나이 탓이라고만
생각하여 혹독하게 심한 통증이 아니면 호소도 않는
경우가 많다는 것입니다.

노인 요통의 원인으로 생각할 수 있는 병은 표 1에
볼 수 있듯이 여러 가지입니다.

더욱이 원인이 한 가지 질병뿐 아니라 두 가지 이상
합병되어 있는 경우도 적지 않습니다.

〈표 1〉 노인에게 많은 요통의 원인

운동기관	골다공증, 악성 종양의 척추 전이, 다발성 골수종, 골연화증, 척추 카리에스, 척추염, 변형성척추증, 강직성 척추염, 근막성 요통, 측만성 요통
복부 내장 기관	위궤양, 췌장 질환(췌장암, 췌장염), 간장 질환(간암, 간염), 담낭염, 위암, 대장암, 신우신염, 신장 종양, 충수염, 요로 결석, 해리성 대동맥류
골반 내 장기	자궁 부속기염, 골반내 복막염, 자궁 내막증, 자궁암, 자궁근종, 난소 종양
감 염 증	감기 증후군, 인플루엔자, 대상포진
신 경 계	다발성 신경증, 당뇨병성 신경증
정 신 병	가면 우울증

요통을 일으키는 주요 질환

변형성척추증

중년이 지나면 자다가 자세를 바꾼다든지 아침에 일어날 때, 세수 등의 동작을 할 때 갑자기 허리의 통증을 느끼는 경우가 있습니다. 조금 지나면 통증은 사라지지만, 다시 같은 자세를 취하거나 저녁때가 되어 피곤하면 허리의 통증이 심해집니다.

집에서 간단하게 할 수 있는 응급처지는 욕탕에 들어가서 몸을 따뜻하게 하면 호전됩니다. 이와 같은 때 X선을 찍어보면 요추의 추체(椎體)에 가시모양의 뼈가 변형된 것을 볼 수 있습니다. 이것이 노화에 따른 변형

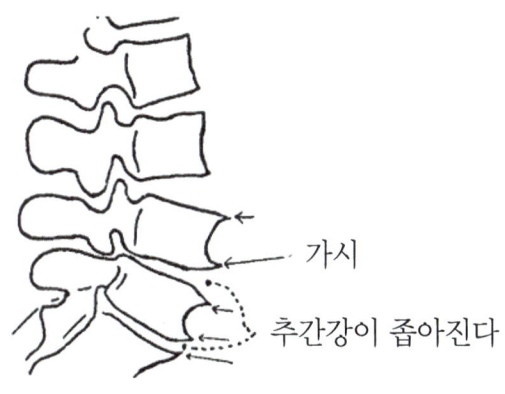

가시

추간강이 좁아진다

[그림 13] 변형성척추증

성척추증으로 진단 내릴 수 있는 것입니다.

이 척추의 가시는 추체와 추체 사이에 있는 추간판이 노화하여, 하중으로 압축 변형되었기 때문에 뼈가 모자의 차양 모양으로 된 것입니다. 그와 동시에 척추의 후방과 연결되는 추간 관절에 비틀어짐이 생겨 척추를 결합시키는 힘줄이 석회화되는 경우도 있습니다. 이와 같은 변화에 따라 척추나 척추로부터 나오는 신경근 등이 압박을 받으면 신경통이 생깁니다.

젊었을 때 중노동을 했던 사람은 일찍부터 강한 변형이 나타나며, 노인에게도 약간의 변형이 발견됩니다. 그런데 동증을 호소하지 않는 사람이 대부분이기 때문에 변형의 성노와 통증과는 선혀 관계가 없는 것으로 생각되고 있습니다. 그러나 변형에 따라 척추가 비틀어지기 때문에 근소한 압력이 가해져도 통증을 유발하기 쉽습니다.

감기와 같은 감염증에서도 통증이 생기기 쉽고, 때로는 X선을 찍어보고서야 변형을 발견하는 경우가 많습니다.

치료는 다른 병이 없을 때는 안정, 보온, 진통제를 먹고, 가벼운 코르셋(얇은 옷감으로 허리띠를 해도 좋다)을 하는 정도면 충분합니다. 통증이 가벼워지면 도리어 적극적으로 체조나 수영 등의 전신운동으로 몸을 움직여서 복근을 단련하는 것이 좋습니다. 추위에 노출되거나, 무거운 짐을 지는 일을 하거나, 폭신폭신한 요에서 자거나, 매트리스에 누워 자거나, 또 장시간 똑같은 자세로 앉아 있는 것은 좋지 않습니다.

변형성척추증이라는 진단을 받은 사람은 간헐성 파행이라고 하여 걸으면 발이 아프거나 저려서 걷기 힘들지만, 조금 쉬었다가 걸으면 걸을 수 있으나 다시 처음과 같은 통증이 나타나는 증상을 볼 수 있습니다.

이 증상은 다리로 뻗어가는 동맥이 폐쇄되어 다리 동맥의 혈류량 부족으로 오는 동맥 간헐성 파행이 주원인이라고 알려져 있습니다. 그러나 최근에는 척추의 척추관이 어떤 원인으로 좁아져 그 결과 신경이 영향을 받아 파행(跛行, 절름발이) 증세가 나타나는 것을 신경 간헐성 파행이라고 하여 구분하고 있습니다.

이와 같이 척추관이 좁아진 것을 척추관 협착증이라고 말하나 이것은 절름발이 증세말고도 다리의 근육이 야위어 가늘어지거나, 다리가 차다는 호소를 할 경우가 많습니다.

골다공증

여성들은 50세를 지날 무렵(영양균형의 문제로 일찍 발병하는 추세임)부터 골다공증이라는 고약한 증세를 일으키게 됩니다. 이것은 폐경기 후 난소의 기능 저하로 인하여 뼈의 질은 변화되지 않으나 밀도가 줄어드는 현상입니다.

그래서 중년 이후부터는 넘어져 엉덩이를 찧거나 무거운 물건을 들어 올리기만 해도 골절이 쉬우며, 잠자리에서 옆으로 구르거나 일어나는 동작이 힘들어집니다.

X선으로 보면 척추가 얇게 찍히고 윤곽은 연필로 그린 것 같이 보이며 추체를 눌러 꺾쇠 모양으로 되거

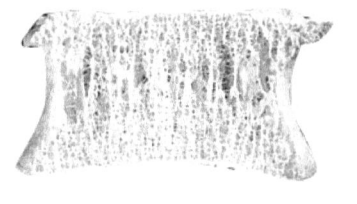 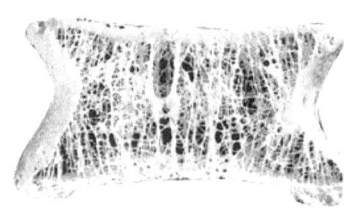

정상   골밀도 감소

[그림 14] 골다공증 비교

나 평평하게 되고 맙니다.

추간판으로 압축되어 물고기의 뼈와 같이 보이는 경우도 있습니다. 때로는 골절을 되풀이하는 동안에 등뼈가 둥글게 되며 일상 동작에도 불편을 느끼고 고통스러워질 때도 있습니다.

이러한 변화는 여성뿐 아니라 70세를 넘긴 남성에게도 볼 수 있습니다(노인성 골다공증). 또 류머티즘 등으로 부신피질 호르몬을 장기간 복용하고 있는 사람이나, 장기간 침상에 누워서 지내는 노인에게도 볼 수 있습니다.

식생활이 관계가 있는지 정확히 알 수 없지만 서양인들보다 동양인에게 많은 것 같습니다. 평소에 우유(저지방 고칼슘 우유가 좋다)나 치즈 등을 꾸준히 섭취하도록 노력해야 합니다.

요통을 가지고 오는 노인의 골절

골다공증 때문에 노인들은 가벼운 외부의 압력에 의해서도 간단한 골절을 가지고 옵니다. 요통을 가지고 오는 골절로 첫째, 엉덩이를 찧은 후에 요통을 느끼면 흉추의 하부나 요추 상부의 추체골절을 의심해야 합니다. 이때 합병으로 일어나는 심한 변비증세 때문에 복부가 긴장되는 경우가 많습니다.

둘째, 목욕탕 등에서 미끄러져 넘어지거나 계단에서 굴러떨어진 후 심한 요통을 느끼며, 잠자리에서 뒤척이거나 누웠다가 일어날 때 심한 통증이 오면 요추의 횡돌기골절을 의심해야 합니다.

이것은 횡돌기와 골반 사이가 팽팽해서 척골을 받쳐주는 근육이 수축하는 데서 오는 골절로, 한 군데의 골절은 드물고 대개 두 군데 이상의 골절이 생깁니다. 때로는 아래쪽의 늑골이 부러지는 수도 있습니다. 경상인 경우 신축성이 있는 넓은 허리띠나 코르셋을 감고 침대에 누워 있기만 해도 낫지만 추체의 골절 때는 변형뿐 아니라 신경의 마비를 일으키는 경우가 있으니 정형외과의 진찰을 받아야 합니다.

암의 척추 전이

암은 노인의 요통에 있어서 반드시 한 번은 고려해야 하는 것입니다. 특히 유방암, 자궁암, 전립선암, 갑상선암, 위암, 폐암 등은 척추에 전이를 가져오기 쉽고, 척추가 암의 침입을 받을 때는 병적 골절이라고 해서 외상을 받지 않아도 골절을 일으킵니다.

암이 번짐에 따라서 누워 있어도 통증은 가라앉지 않으며 도리어 심해집니다. 이때는 보통 진정제로는 효과가 없고 신경 차단이나 마약을 사용하지 않는 한 통증을 멎게 할 수 없습니다. 그러나 최근 화학요법의 발달로 전립선암에 있어서는 수년간이라도 생명을 연명할 수 있게 되었습니다.

근육, 근막성 요통

허리의 근육, 근막에 생기는 스트레스에 의한 통증은 비교적 젊은 사람에게도 나타납니다. 병원 외래에서 관찰해보면 중·노년의 비만여성이 내의나 스커트를 입을 경우 허리를 몇 개의 고무줄로 감은 상태가 됩니다. 이로 인해 요통을 일으키는 것으로 보이는 사람들이 많습니다. 심할 때는 허벅다리부터 무릎에 뻗어 있는 통증을 호소하기도 합니다. 이때는 고무 끈을 늦추든지 매직벨트나 보통 끈으로 바꾸기만 해도 증세가 좋아집니다.

'고무 끈 증후군'이라고 이름하여 고무 끈의 피해를 호소한 미모토 선생은 편안한 속옷을 입을 것을 권했습니다. 고무 끈이 있는 내의는 편리하지만, 요통으로 고생하는 여성들은 반드시 내의를 점검해보기를 권합니다.

내장의 병으로 인한 요통

그렇게 많지는 않지만 위암, 췌장암, 간암으로 요통이 생기는 경우를 봅니다. 충수염이나 담낭염, 대장암의 초기 증세로 요통을 호소했고, 수술 후 '허리의 통증이 편안해졌다'는 말을 듣고 당황한 적이 있습니다.

신우신염, 요로 결석, 신장의 종양 등으로도 요통을 일으킵니다. 물론 발열, 빈뇨 등의 증상에 따라 구별할 수 있지만 초기 증세가 요통만 있을 때는 간혹 오진하기 쉬우므로 진찰할 때는 허리의 측면으로부터 신징부를 두드려보아 누락되지 않게 힘써야 합니다.

골반 내의 질병으로 자궁암, 자궁 근종, 자궁 부속

기염, 자궁 내막증 등도 요통을 동반하며, 특히 자궁암은 좌골 신경통을 일으키게 되므로 요통 진단은 내진이 필요합니다.

평소에 고혈압이 있는 노인이 정신적으로 흥분하거나 운동이나 배변 후 갑자기 등으로부터 허리에 걸쳐서 째지는 듯한 심한 통증을 느껴 얼굴이 창백해지고 식은땀이 흐르면서 신음할 때는 해리성(解離性) 대동맥류를 의심하게 합니다. 이것은 대동맥의 내막에 열상(裂傷)이 생겨서 피가 내막 속을 찢어 내려가는 무서운 병입니다. 만약 치료를 않고 방치하면 70%가 2일 이내에 사망한다고 합니다. 신속하게 혈관외과가 있는 병원에 가서 입원 치료를 받아야만 합니다.

심인성(心因性) 요통

잊어서는 안 되는 것이 심인성 요통입니다. 40~50세가 지나 지금까지 활동적으로 일하던 사람이 아무런 이유 없이 원기가 떨어지고, 어깨의 통증, 요통, 머리가 무거워짐, 식욕 부진, 불면(한밤중이나 이른 아침에 잠이 깬다) 등을 호소하게 되면, 가면 우울증(신체 이상 등으로 생긴 가면을 쓴 우울증)을 의심해볼 필요가 있습니다.

우울증은 외래 환자의 5~7%나 차지한다는 것을 잊어서는 안 됩니다. 이런 경우 많은 환자를 발견 못한 채 놓치고 있습니다. 이 병은 꼼꼼하고 규칙적이며, 일에 열심이고, 강한 정의감과 책임감이 큰 감상적인 성격의 사람이 퇴직, 이사, 별거 등 상실체험 등이 원인이 되어 발병할 경우가 많습니다.

목, 어깨, 허리 등의 근육이 굳어지거나, 통증이 오전 중에는 심하지만 오후에는 가벼워지거나 그 반대의 변화가 하루에 보이는 것이 특징이라고 말할 수 있습니다.

항우울증제는 대단히 잘 들으며 증세가 없어져 세상이 밝아졌다고 감탄하지만 언제 자살하고픈 생각이 들지 모르기 때문에 불안감이나 불면증이 심해지는 경우가 있습니다. 이럴 때는 정신과 의사와 상담을 해야 합니나.

노인 요통의 원인에는 여러 가지가 있지만 여느 때의 동증과 다르게 느낄 때는 노화 현상이라고 단징하지 말고 가정의와 상담을 통해 원인을 발견하여 정확한 치료가 요구됩니다. 더 나아가서는 예방에 힘써 건강하고 명랑한 생활을 해야 합니다. 끝으로 요동 질병에 내한 표를 종합해보았습니다. 참고하시기 바랍니다.

〈표 2〉 요통의 종합 자료(증상으로 예상되는 병)

급	외상	요통 또는 변비 엉덩이를 찧거나 무거운 물건을 듦.	척추 추체 골절
		취침 또는 기상 동작 때 심한 통증 발이 미끄러지거나 계단에서 넘어짐.	요추 횡돌기 골절
성		외상이 없는데 완고한 요통	암의 척추 전이 다발성 골수종
		좌우 어느 한쪽의 요통과 발열, 빈뇨가 있다.	신우신염
급성		몸을 움직인 후 갑자기 등으로부터 허리에 걸쳐서 찢어져 내려가는 통증이 온다.	해리성 대동맥류
만성 때로 급성		우상부 요통	간암, 간염, 담낭염
		우하부 요통	충수염, 맹장부암
		좌상부 요통	위암, 췌장암, 췌장염
		요선부의 통증	자궁암, 자궁근종 등 골반내 질병
만 성		몸을 움직이기 시작할 때 통증이 온다.	골조송증
		피곤해지기 쉽고 등뼈가 굽어진다.	
		움직일 때나 피곤해질 때 아프다.	변형성 척추증
		점차 심해지는 통증	암의 척추 전이 척수 종양
		조용히 누워 있어도 아프다.	
		오래 걸으면 하지가 아파 쉬었다 걷는다.	척추관 협착증
		(간헐성 파행) 하지가 냉해진다.	
		등뼈가 굳어져서 굽어지지 않는다.	강직성 척추염
		전굴(前屈)의 일을 하기 힘들다.	
		불면(잘 깬다), 식욕 부진	가면 우울증

2. 어지럼증(현기증)과 귀울림

　어지럼증에는 크게 나누어서 두 가지가 있습니다. 외계가 뱅뱅 도는 것같이 느껴지는 것과 몸이 흔들리는 경우(평형의 불안정)를 호소하는 것입니다. 전자는 주로 귓병으로부터 오는 경우가 많은데, 그 대표로 메니멜씨병이 있습니다. 이때는 눈앞이 캄캄해지면서 급격하게 발작적으로 일어납니다. 귀울림이나 구토 등을 수반하는 일이 많고 거듭 되풀이하는 경향이 있습니다.

　또 후자는 진료실을 방문하는 고령자 중 많은 사람이 몸이 흔들리며 순간적으로 의식이 멍해지는 정신 불안 상태를 호소하는 어지럼증입니다. 이때는 먼저 뇌의 혈행장애를 생각해야 합니다. 이와 같은 어지러움을 자주 호소하는 사람은 얼마 안 가서 뇌졸중에 걸리는 경우가 많습니다.

"어지럽고 눈앞이 캄캄해진다. 그러나 별것 아니다." 라고 경시해서는 안 됩니다. 될 수 있는 대로 빨리 진찰을 받아보고 혈압측정이나 안저 검사, 고지혈증 검사 (콜레스테롤 등) 등의 동맥경화 검사를 받아야 합니다.

어지럼증(현기증)

현기증은 뇌동맥 경화의 중요한 지표입니다.

뇌졸중으로 쓰러져서 대소변을 받아내는 상태가 되거나, 치매는 피했으면 하는 것이 고령자의 절실한 소원일 것입니다. 이와 같은 상태는 어느 것이든 뇌의 동맥경화가 진행하여 그 결과 발생하는 것입니다. 따라서 동맥경화의 진행을 방지하는 것이 가장 중요한 일입니다.

동맥경화의 자각증상으로는 머리가 무겁고, 두통, 어지럼증, 기억력 감퇴, 수족의 저림, 귀울림 등이 생깁니다. 어지럼증은 가장 관계가 깊은 중요한 증상입니다. 따라서 현기증이 나는 고령자는 뇌동맥경화를 가장 경계해야 합니다. 더욱이 자주 현기증이 일어나고 그 정도가 심해져 가는 경우에는 뇌의 동맥경화가 진행되고 있다고 생각하면 됩니다. 결국에는 뇌졸중을 일으키기 때문에 현기증은 뇌졸중을 예방하는 데 있어서도 주의해야 할 증후입니다.

TIA(일과성 뇌허혈 발작)와 현기증

뇌졸중 발작이 시작할 때 사전에 그 전조를 느끼게 되면 감사한 일입니다. 뇌졸중은 돌연히 일어나는 것으로 일반적으로 생각하고 있으나, 주의를 기울이고 있으면 증세를 느낄 수 있습니다. 그것이 가장 확실한 것은 뇌졸중 중에서도 뇌경색의 경우로 TIA(Transient Ischemic Attack)라는 것입니다. 이것을 자주 일으키는 사람은 대부분 끝내 뇌경색으로 쓰러집니다.

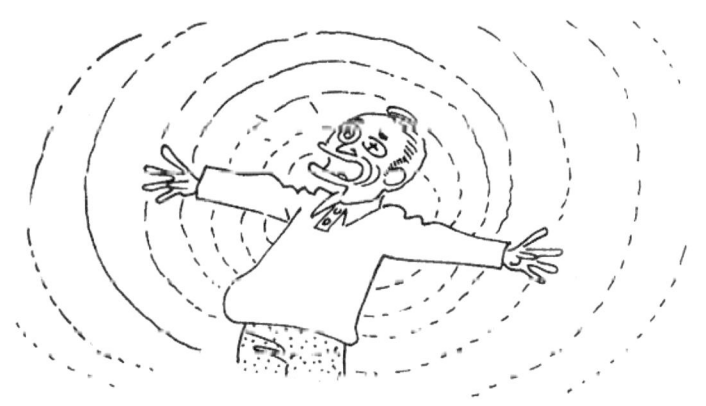

[그림 15] TIA는 현기증이 주된 증상인 경우가 많다

TIA가 지속되는 시간은 짧게는 5분이고 길게는 1시간도 걸립니다. 그 증상은 일시적으로 한쪽 눈이 안 보이게 되며 혀가 부드럽지 않아 말이 나오지 않습니다. 손발이 저리면서 움직이지 못하고 식사 중(무의식중)에 젓가락을 떨어뜨립니다. 글자를 쓸 수도 없습니다. 이와 같은 증세 외에 특히 현기증이 주 증상인 경우도 있습니다.

이것은 뇌간이나 소뇌에 영양을 보내고 있는 추골 뇌저 동맥이 침범당했을 경우로 눈이 뱅뱅 돌면서 심하게 어지러워집니다. 그러면서 복시(물건이 이중으로 보이는 증상)나 수족이 저린 증상이 수반됩니다.

현기증을 자주 일으키는 심장병

현기증을 잘 일으키는 심장병은 부정맥 질병이 많고 이 현기증의 특징은 돌연히 일어나 발작시간이 수 초 또는 수십 초 정도로 짧습니다. 현기증의 증상으로 갑자기 몸이 흔들리거나 정신이 멍해지고, 땅 속으로 빠져 들어가는 느낌이 온다는 것입니다.

고령자에 많은 빈혈성 현기증

고령이 되면 노인성 빈혈이 자주 일어나 심해지면

현기증이 생깁니다. 혈액검사에서 빈혈을 조사하고 빈혈의 원인이 어디에 있는가를 살펴보는 것이 중요합니다. 검사도 안 받고 빈혈 때문이라고 경시하여 뇌동맥경화성 현기증을 발견 못 하고 지내서는 안 됩니다.

귀울림

귓속에서 소리가 나는 느낌, 즉 귀울림은 귓병에서 오는 경우가 있는데, 이때는 대개가 난청이나 귀기 막혀서 옵니다. 또 이것은 한쪽 귀에서만 일어나는 경우가 많습니다. 고령자로 오랫동안 귀울림이 계속되는 경우는 그렇게 걱정할 필요는 없습니다. 너무 걱정하여 노이로제(신경증) 상태가 되면 곤란합니다. 누구든지 검사할 때에 무음향실로 들어가면 외계의 자극이 없기 때문에 귀가 우는 것을 느끼게 됩니다.

고혈입이나 동맥경화를 가진 고령자의 경우 갑자기 양쪽 귀가 울면 주의를 해야 합니다. 특히 머리가 무겁기나, 두통, 불면 등을 수반할 경우에는 내이계(內耳系)나 뇌의 동맥경화가 진행돼 혈행장애가 일어나서 귀가 울게 된 것으로 생각하면 됩니다.

3. 두통

두통을 호소하는 노인이 적지 않습니다. 두통이 있으면 혈압을 걱정하여 중풍(뇌출혈)이 되지는 않을까 당황하는 사람이 많지만 그렇지는 않습니다.

원인이 명확한 두통

이 경우는 즉시 입원치료를 필요로 하는 사람이 많은데, 표 3에서 종합한 대로입니다. 노인에게 가장 많은 것은 뇌출혈이며 갑자기 생겨 심한 두통이 수반되는 반신마비, 언어장애, 의식장애, 구토 등이 나타납니다. 이때는 꼭 고혈압이 있게 마련입니다.

그 외에 노인의 경우 특히 주의했으면 하는 것은 두개내 혈종(두개골의 안쪽에서 일어나는 뇌출혈)입니다. 이 경우는 침대에서 떨어졌을 정도의 가벼운 머리 타박상에서 발생하기도 하고, 본인이 느끼지 못하는 사이에 생기기도 합니다. 점점 두통이 심해집니다.

지금까지 없었던 두통이 갑자기 생기는 경우는 반드시 진찰을 받아야 합니다. 요즘은 CT촬영 등으로 쉽게 진단을 내릴 수 있습니다.

또 하나 매우 드문 일이지만 노인에게 측두 동맥염이라는 질병이 있습니다. 한쪽 또는 양쪽의 귀 위가 아파서 때로는 발열을 수반합니다. 초기에는 다른 병과

〈표 3〉 원인을 명확히 알 수 있는 두통

1. 염 증	① 수막염	② 뇌염
2. 뇌 졸 중	① 지주막하 출혈	② 뇌출혈
	③ 뇌경색(뇌의 허혈로 오며 두통은 없거나 적다)	
3. 뇌 종 양		
4. 두개내 혈종		
5. 뇌 이외의 원인	① 삼차 신경통	
	② 측두 동맥염	
	③ 두부 대상 포진	
	④ 녹내장(안과 진환)	
	⑤ 기타 눈, 코, 목, 이의 질병	

구분이 어렵지만 혈액검사를 해보면 다른 병과는 다른 이상한 점이 있기 때문에 발견할 수 있습니다.

원인이 확실치 않은 두통

두통이 수 년~수십 년간 지속되는 경우도 흔합니다. 이런 경우 머리, 눈, 귀, 코 등 정밀검사를 몇 번이고 해도 이상이 발견되지 않는데 두통은 지속됩니다. 이러한 사람은 일반적으로 '두통쟁이'라고 불리며 젊었을 때부터 시작한 사람이 많고 때로는 소아기부터, 또는 50세를 지나서 시작하는 사람도 있습니다.

이러한 두통은 두통환자의 80~90%를 차지하고 있습니다. 두개골 밖에서 일어나는 통증으로 현재 그 증세로부터 편두통, 근육 긴장성 두통, 혈관성 두통 등으로 진단되지만 그것은 단지 환자의 호소에 의해서 분류된 것에 불과합니다. 그래서 원인이 불명확한 병으로 취급되어왔습니다. 두통도 심해지면 어지럽고 구토를 수반하며, 환자는 몹시 고통을 느낍니다. 때로는 일시적이지만 의식불명에 빠질 수도 있습니다.

이 두통의 특징은 두통만 있는 것이 아니라 반드시 다

른 여러 증세가 있다는 것입니다. 그러나 현재 전문화된 의학에서는 별개의 질병이라고 생각하는 의사가 많고, 환자도 말하지 않고 의사도 들으려 하지 않습니다. 이러한 증상은 부정호소와 알레르기 증상, 두 가지로 봅니다. 더욱 이 증상들은 동시에 일어나는 것이 아니라 좋아졌다가 나빠지기를 반복하면서 아픔이 되풀이됩니다.

혹시 오랫동안 두통으로 고통받고 있을 때는 표 4와 같이 여러 가지 증상이 지금까지 없었나, 또 지금은 없나를 따져보이야 합니다. 이러한 두통은 유전적인 것으로 자신만이 아니라 양친, 형제, 자녀, 손자에 이르기까지 가지게 됩니다. 표의 증상은 자신에게 없더라도 가계에는 꼭 있게 마련입니다.

두통, 기타의 부정호소와 알레르기는 표리일체를 이루는 섯으로 생각하고 있습니다. 이렇게 생각하는 입장에서 만든 것이 표4입니다. 틀림없이 마음에 와 닿는 짐이 많을 것입니다. 표 중 알레르기와 관계 있는 것은 고딕체로 인쇄되어 있습니다.

현대의학은 진문화되어 있어 표와 같은 여러 증세가 있는네 두통과 무관한 별도의 질병으로 생각되어 "시경성으로 오는 것이니 걱정할 것 없다." 또는 "취미를 가져라."고 위로받는다고 되는 것은 아닙니다. 또 자율신경 실조증이라고 진단을 내릴 경우도 많습니다. 확실히 자율신경 실조증이겠지만, 이 진단도 증상으로 본 병명에 불과하고 원인까지 파악한 것이라고는 볼 수 없습니다. 그래서 이와 같은 두통의 치료에서는 진통제나 신경안정제가 주로 사용되고 있으나 이것으로는 단순한 대증요법에 지나지 않아 일시 좋아지지만 곧 악화됩니다.

〈표 4〉 두통, 현기증에 따른 임상 증상

1. 갑상선종(없거나 또는 작은 것이라도)
2. 전신이 나른하고 잠이 오면서 춥고 때로는 불면
3. 두통, **현기증**, 귀울림, 난청, 어깨 통증
4. 버스나 기타 차를 타면 멀미가 나고, 시끄러운 환경이 싫다.
5. 저혈압, 빈혈
6. 눈의 이물감, 눈 속이 건조한 느낌이 있고 아픔이 있다.
7. **아프타(Aphtha)성 구내염**, 구갈(입이 마름), **붉고 평탄한 혀(헌타설염), 구각 귀열**, 구내 발적, 음식을 먹을 때
8. 가슴이 뛰며 답답하다. 계단을 오르기가 고통스럽다.
9. 잘 멈추어지지 않는 기침, 천식, 코가 막히고 쉰 소리가 난다.
10. 자주 일어나는 구토증. 3과 함께 일어날 때가 있다.
11. 상부복통(명치 끝), 설사, 변비
12. **레이노씨 증상군, 가렵지 않은 안면의 발진, 단순성 자반, 두드러기, 피부염, 피부가 헐고 손바닥 각화증, 습진, 아토피성 피부염** 등
13. 손발이 저리다. 관절통

14. 원인불명의 돌발적 발작

15. 원인불명의 미열, 고열

16. 원인불명의 출혈(어디서나)

17. **약물 알레르기 — 쇼크**

18. 보행 시 흔들거리거나 한쪽으로 기울어진다.

19. 안면, 수족이 붓는다.

20. 고지혈, 비만체인 경우도 많다.

21. 동상, 대머리

22. 손바닥의 발진, 황변, 손톱의 변형

23. 퍼머가 잘 된다.

24. 기형, 쌍태

25. 대상포진, 수두, 풍진 등 바이러스성 질환에 걸리기 쉽다.

26. 요로 감염 등에 설리기 쉽다.

   소아에서는 그 가계의 천식성 기관지염, 열성 경련, 자가 중독, 두통, 복통 이외에도 자주 비만아를 볼 수 있다. 관련 질환으로 당뇨병, 네프로제(신증), 자반병, 만성췌장염, 백혈병, 과립 백혈구 감소증, 만성 간염 등이 합병되거나 그 가계에 나타날 수도 있다.

이와 같이 잘 낫지 않는 두통의 치료약으로서 알레르기 조절세가 좋나고 생각합니다. 부신피질 호르몬과 비타민 B$_{12}$에 미량의 갑상선 호르몬을 썼더니 긴 시간 계속된 두통의 80%는 좋아지며 다른 증상도 감소했습니다. 더구나 부신피질 호르몬은 부작용이 있어서 특정한 경우를 제외하고는 사용하지 않습니다.

4. 나른함(권태감)

　사람들은 '나른하다' '피곤하다' '피곤이 풀리지 않는다' '때로는 기력이 없다' 등등의 호소를 합니다. 이런 것은 막연한 호소입니다. 의사에게 있어서는 이피로성(易疲勞性: 피곤하기 쉽다)과 피로(피곤하다, 피로가 격심하다) 정도의 차가 있습니다. 또 '피곤하다 = 피로감'은 건강한 사람도 과로하면 일어나지만 휴식을 취하면 낫는 생리적인 것입니다. 이에 대해 '나른하다 = 권태감'은 병적이며 불쾌한 것입니다.

　그러나 이와 같은 것은 구별하기 힘들고 일반인에게는 동의어로 쓰여져서 신체적 활력이 저하될 때 일어나는 주관적인 느낌이라고 말할 수 있습니다. 무력

감은 기력이 없고 정신적 요소도 첨가된 것으로 피로와 함께 건강함이 없는 것입니다. 따라서 '나른하다'고 호소하는 사람은 의사들이 자세히 물어서 잘 구별해야 합니다.

똑같이 '나른하다'고 호소하는 사람도 단순한 과로에 불과한 경우도 있고, 악성 신생물(예컨대 암)과 같이 중대한 질병으로 인할 때도 있기 때문에, 이것은 결코 안심하면 안 되는 호소입니다. '나른하다'는 호소 이외에 무엇인가 병 같다는 호소를 할 때는 물론이고, 따로 특별한 호소가 없을 때라도 나른한 것이 좀 이상하다는 생각이 들든지 나른함이 없어지지 않을 때는 반드시 의사에게 상담을 해야 합니다.

어느 정도의 사람들이 피로감을 호소하는가?

피로감을 호소하며 방문하는 환자 수는 성인병 진료강좌를 맡고 있는 이시하라 신생의 통계에 의하면 39세 이하와 40~59세까지는 여러 가지의 호소 중 3위를 차지하고, 60~69세와 70세 이상은 10위였습니다. 즉, 고령자에게는 피로감 때문에 병원에 오는 일이 많지 않았다는 것입니다. 또 다른 통계에 따르면 고령자 중 실제로 어떤 장기가 나빠서 피로감을 호소하는 경우는 20%뿐으로 나머지 80%는 정신적 장애에 따른 피로감이었다는 것입니다.

나른해지면 다음과 같은 일을 생각해보자

혹 나른하다는 느낌이 올 때는 다음과 같은 일을 생각해봐야 합니다.

① 종아리가 나른해지는 등 국부적인가, 또는 전신적인가?

② 근시, 노안, 난시 등 안과적 장애가 원인이 되고 있지는 않은가?

③ 무엇인가 피곤해지는 일을 하지 않았는가?

④ 수면은 충분히 취하고 있는가?

⑤ 휴양을 충분히 취하고 있는가?

⑥ 과로했다고 여겨지는가?

⑦ 어떤 증상이든지 나른한 것 외에 병이 난 것이 아닌가 의심되는 증상은 없는가?

⑧ 정신적으로 피로의 원인이 되는 일은 없는가?

⑨ 어떤 시간에 또 무엇을 하고 나면 나른해지는가?

나른함을 느끼게 하는 질병

몸의 일부가 나른하다

종아리가 나른하다는 느낌은 각기병일 때 많이 옵니다. 종아리의 근육을 꼬집어보면 아픕니다. 한때 영양 상태가 좋아져 각기병이 없어졌다고도 했으나 인스턴트 식품이나 알콜 음료에 따른 편식에 의해 최근 각기병 환자가 발생하고 있습니다. 그 외에도 국부적 나른함의 원인으로 생각되는 것으로는 중증근무력증, 주기성사지마비, 근위축증, 다발성근염 등 근육의 질병이 있습니다. 또 말초신경염으로 인한 것도 있습니다.

전신이 나른하다

① 감기, 특히 인플루엔사의 경우 전신의 근육에 통증이 오면서 나른해지는 것은 누구나 경험하여 잘 알고 있습니다. 열이 심하면 고령자는 탈수를 일으키기 쉽고, 권태감, 탈력감이 나타납니다. 급성 기관지염, 폐렴, 신우신염의 경우는 특히 그렇습니다.

② 기타 급성 질환일 때는 급성간염 발증 때의 나른함과 같은 느낌이 생긴다는 것은 모르는 사람이

없을 정도로 일반인에게 주지되어 있습니다.

③ 만성질환에는 급성감염에 의한 만성간염, 간경변증이 있습니다. 소모성 질환으로 폐결핵이 최근 노인들에게 재발되는 경우가 많아 노인병이라고 말합니다. 노인이 만성의 권태감을 호소해 그 원인이 쉽게 발견되지 않을 경우에는 폐암으로부터 간암, 췌장암, 부인은 자궁암 등의 악성종양을 생각해야 합니다. 또 고령자는 신장기능이 저하하는 것이 보통이라고 말할 정도지만 동맥경화성 신증, 만성 신염, 만성 신우염 등은 잊어서는 안 되는 질병입니다. 노인들의 당뇨병도 증가하고 있습니다. 그러나 이때는 췌장암 등이 그 배후에 숨어 있지 않은가 생각해봐야 합니다. 노인들에게는 빈혈도 일어나기 쉬운 증상이라는 것을 늘 염두에 두어야 합니다. 그것은 노인성 변화일 때, 철이나 비타민 B_{12} 및 엽산 등의 결핍으로 인할 때, 저영양으로 인할 때(동맥경화가 무서운 나머지 식사제한을 엄격하게 시행해서, 또는 식사준비가 힘들고 구차해서 편식으로 기울기가 쉽다), 악성종양으로 기인할 때 등이 있습니다. 때로는 노인성 백

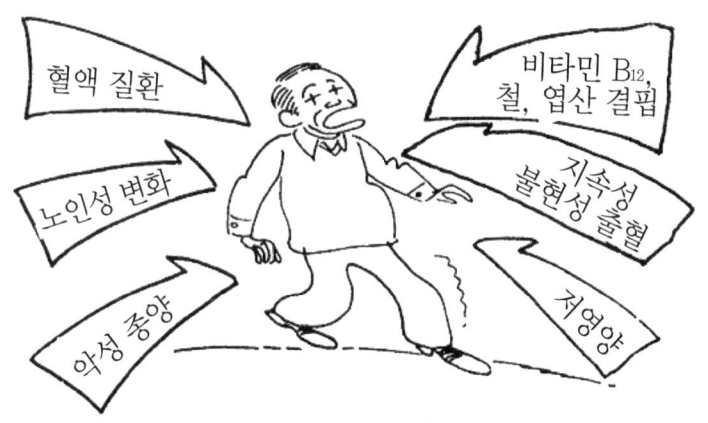

[그림 16] 노인 빈혈의 원인

혈병 등의 혈액질환으로 인할 때도 있습니다. 지속성 불현성 출혈(소화관, 자궁 등)도 있습니다. 물론 빈혈까지 안 가더라도 저영양이 되면 권태감을 호소하고, 탈수, 전해질의 불균형을 가지고 와서, 권태감, 무력감의 원인이 됩니다. 전해질의 불균형, 특히 혈중 칼륨의 감소는 고혈압 치료 때문에 복용하는 강압제로 인해서 일어나는 경우가 있습니다. 기타 갑상선기능 항진증과 저하증, 고혈압, 저혈압, 류머티즘을 비롯한 교원병, 수면제로 인한 중독 등도 생각해야 합니다.

④ 기질적 원인이 없는 질환으로 신경증, 심신증, 사율 신경 실조증 등의 부정 호소 증후군, 익울증, 가면 우울증 등이 있습니다.

5. 식욕부진

    사람에게 있어 중요한 두 가지 본능 중 하나가 식욕입니다. 또 하나의 본능인 성욕은 나이에 따라 쇠약해지고, 우리가 살아가는 데 반드시 있어야 하는 것은 아닙니다. 그러나 식욕은 죽는 순간까지 느끼는 것으로 부진할 때는 살 수가 없습니다. 그러기에 식욕은 중요한 것입니다. 물론 늙어가면서 양이 줄어드는 것은 어쩔 수 없는 일입니다.

    병에 따라서 처음부터 식욕부진을 호소하지만, 말기에는 모든 병에 있어 식욕부진이 나타납니다. 또 체질적인 질환뿐 아니라 정신적 질환에서도 볼 수 있는 것으로 주목해야 할 일입니다.

식욕부진은 왜 일어나는가?

대뇌의 시상하라는 곳에 섭식중추와 만복중추라는 상반된 중추가 있습니다. 이 중추평형에 따라서 식욕이 조절됩니다. 중추에 혈액 중의 화학정보가 전달되어 변화가 일어나는데, 이 밖에 시각, 미각, 후각, 청각 등의 감각정보도 식욕에 영향을 줍니다. 이 섭식중추에 장애를 일으키는 병이 일어나면 당연히 식욕부진을 가지고 옵니다. 그러면 구체적인 사례를 들어보겠습니다.

식욕부진과 질병의 관계

식욕이 왕성하여 맛있게 먹을 수 있을 때는 몸에 대체로 병이 없다고 생각해도 됩니다. 그렇기 때문에 병원에 가면 의사는 "식욕은 어떻습니까?" 하고 먼저 물어봅니다.

기질적 질환과의 관계
① 소화기의 질병
내표적인 것으로 급성간염이 있습니다. 갑자기 식욕부진이 심해지며, 구토, 전신의 권태감을 호소합니다.

황달이 생길 무렵은 다소 식욕이 회복되기도 합니다.

그다음은 암의 경우입니다. 간장암, 췌장암, 위암, 대장암, 담낭암, 식도암이 있습니다. 이 중에서도 간, 췌장, 담낭의 경우 식욕부진이나 복부 팽만감(배가 포만해지는 느낌)이 있습니다.

② 호흡기의 질병

급성폐렴의 경우에는 발열이 있기 때문에 당연히 식욕이 없습니다. 호흡기에 있어서 잊어서는 안 되는 첫째는 폐결핵입니다. 미열이 지속되고 12월경에 감기에 걸렸는데 기침, 가래(담)가 생기다가 다음해 봄에 폐결핵임을 알게 됩니다. 이 경우 폐결핵은 잠재적인 장결핵 합병이 생겨서 식욕부진과 더불어 살이 빠지고

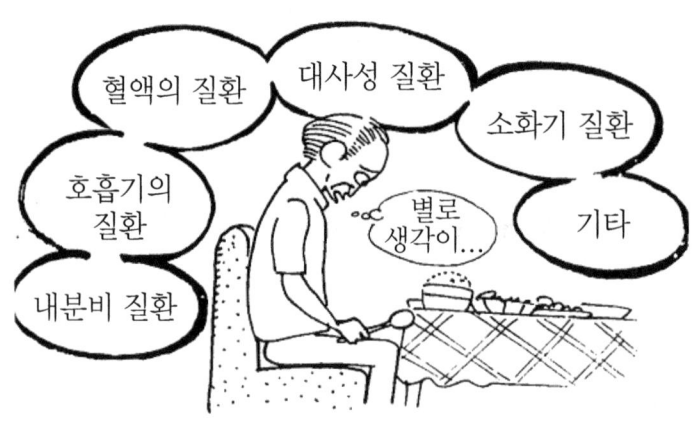

[그림 17] 이러한 질병일 때는 식욕부진이 온다

몸이 마르는 것이 눈에 띕니다. 요즈음은 우수한 장결
핵제가 있어서 환자는 감소한 상태입니다.

③ 내분비 질환

부신의 기능장애로 생기는 애디슨병을 자주 보게
됩니다.

④ 대사성 질환

당뇨병의 경우, 처음에는 식욕도 늘고 체중도 증가
합니다. 그러나 대개의 경우에는 갑자기 식욕부진이
되어, 2~3개월 동안에 10kg이상이 감량되기도 합니
다. 이것은 췌장암과 합병한 증거라고 볼 수 있습니다.

⑤ 혈액의 질환

악성빈혈과 백혈병에서 볼 수 있습니다.

⑥ 기 타

임 수술 후 방사선 치료를 받고 있을 때 항암제, 철
분제, 류머티즘이나 신경통의 비스테로이드계의 소염,
진정제를 먹고 있으면 식욕이 떨어집니다.

정신 · 신경질환과의 관계

최근 젊은 사람에게서 보이는 신경성 식욕부진증이라는 병이 주목받고 있습니다. 이에 대하여 70세를 넘은 사람에게서는 초로기 우울증이나 우울 상태 때문에 식욕부진을 가지고 오는 일도 있습니다.

정년을 지나 자녀들을 결혼시키고 노부부만 살아갈때 장래에 대한 불안과 고독을 생각하여 우울증이 더할 수 있습니다. 이럴 때는 대부분 불면을 수반하여, 아침이 상쾌하지 않고, 저녁때가 되면 좋아지는 변화도 보입니다.

초로기에는 이러한 정신적인 것 외에 암의 발병 연령이기도 하여 양자가 결합되어 오는 경우가 있습니다. 스스로 '우울하다'고 말하지 말고 평상시에 악성종양, 즉 암의 존재를 의식하는 것이 중요합니다.

식욕부진의 대책

식욕부진을 일으키는 원인을 제거할 것

예를 들면 간염의 경우에는 황달이 나을 때까지는 약물요법과 안정으로 꽤 많은 호전을 봅니다. 또 간암은 조기 발견, 조기 수술로 경과도 좋고 식욕도 생깁니다.

생활태도를 고칠 것

지나친 흡연, 특히 식사와 식사 사이의 흡연을 멈추고 커피의 과음이나 절제 없는 생활태도를 고치는 것이 중요합니다. 식사시간은 반드시 지키고 간식을 그만두며, 수면시간을 충분히 가지고, 할 수 있으면 가벼운 운동이나 산책을 합니다. 또 기분전환을 위해 많이 웃고 즐거운 TV프로를 보거나, 맛있는 요리를 연구해서 만들어 먹는 것도 중요합니다.

식사요법

무리하게 영양학적인 것만 생각하지 말고 본인이 좋아하는 것을 먹는 것이 좋습니다. 간염과 췌장암, 간장암에는 기름진 음식이 받지 않기 때문에 맛이 진하지 않고 짜지도 않은 담백한 것이 좋습니다. 될 수 있으면 우동, 메밀국수와 같은 것으로 시작하고 미각, 후각을 고려하여 후춧가루나 겨자 등을 적당히 사용하면 좋습니다.

또 한편으로 단백질의 보충도 잊어서는 안 됩니다.

술을 좋아하는 사람은 요리에 정종을 쓰거나 포도주를 써도 좋습니다. 매일 먹는 밥에도 변화를 주어 쌀밥과 잡곡밥을 적당히 섞어서 먹으면 즐거움이 한층 더할 것입니다.

백혈병에 수반되는 구내염으로 입 속의 통증이 심하여 음식물이 통과하기 힘들 때는 부드러운 것으로 식사를 해야 합니다.

단백질을 잘 먹을 수 있으려면 조미료로 식초를 쓰면 됩니다. 양질의 단백질 원천인 두부는 서양에서도 좋은 평가를 받고 있습니다. 또 납두콩도 좋습니다. 어느 것이든지 정성을 다해서 따뜻한 식사를 준비하는 일이 중요합니다.

쾌식, 쾌면, 쾌변이야 말로 건강의 바로미터이기 때문에 쾌식을 할 수 없는 식욕부진이 오래 지속되면 정밀 검사를 받아야 한다는 것을 잊어서는 안 됩니다. 지금까지 없었던 식욕이 다시 생긴다는 것은 검사결과를 기다릴 것 없이 병이 낫고 있다는 증거입니다.

6. 기침과 가래침

    호흡기 질병에는 다양한 종류가 있어서 그 호소도 각양각색입니다. 기침, 가래침, 혈담, 각혈, 흉통, 거친 숨, 호흡곤란 등 호흡기에 관계가 깊은 것, 발열, 식욕 부진, 전신권태, 오한, 체중감소 등 호흡기에 속한 것이 아닌 호소도 있는데, 호흡기병처럼 보였던 거친 숨이 실은 심장병에 기인하는 일도 있습니다.

    그러나 기침과 가래침(혈담이나 각혈을 포함하여)은 호흡기병에서 나타나는 빈도가 높은 특징이 있기 때문에 진단이나 치료에 있어서 중요한 문제입니다.

기 침

기침은 왜 나오는가?

기침은 기도(코로부터 기관지의 가장 깊은 곳 — 폐포까지) 속에 있는 분비물이나 외부로부터 들어간 불필요한 이물질을 밖으로 쫓아내는 것을 목적으로 한 방위반사입니다. 이것은 폐포 내의 공기가 폭발적인 소리를 내면서 기도를 통해서 밖으로 나가는 동작이라고 할 수 있습니다.

이 '폭발적인 소리'란 건강한 사람의 기침에서 기도 내를 통과하는 공기의 양이 1초간 11ℓ 나 되는 경우가 있어, 기관 내의 기류는 초속 200~300m, 입 바로 밖에서도 40m나 되며 태풍 정도의 속도가 됩니다. 여기에 쓰여지는 에너지는 한 번에 약 2cal, 1분간 1회의 비율로 1시간이면 120cal, 10시간 기침이 있을 경우 실로 1,200cal에 달하게 됩니다. 따라서 헛기침일 경우 지체 없이 중지하도록 조처해야 합니다.

폐암과 같이 기침을 방치해두면 죽음과 연결되는 질병이 있다는 것을 알고 질병의 구별을 먼저 가정의와 상담해야 한다는 것을 명심해야 합니다.

호흡기 질병을 갖고 있는 환자는 얼마나 기침을 한다고 호소하는가?

기침만을 호소한 환자는 44%였습니다(표 5 참조). 기침이나 가래침을 호소한 환자는 어떤 질병을 가지고 있을까요?

표 6을 보면 감기 증후군이라고 말하는 급성 상기도 감염증과 더 나가서 기관지염을 합쳐서 31%를 차지하고 있는데, 기관지천식이 많고 만성기관지염이나 폐결핵도 상당히 많습니다. 수는 많지 않지만 폐암도 2% 있어 주목해야 합니다.

〈표 5〉 대학병원 호흡기 외래 환자 334명이 주로 호소한
기침과 가래침의 빈도(%)

기침 또는 가래침	기침만	기침+가래침	가래침만	혈담
55%	44%	32%	31%	7%

〈표 6〉 기침과 가래침을 호소한 107가지 질병 분류

질병이름	%	질병이름	%
기관지염	17	폐결핵	17
만성기관지염	10	폐결핵 후유증	9
만성폐기종	4	폐암	2
기관지천식	14	감기	16
기관지 확장증	5	기타	2
진폐	3	미상	1

심한 기침과 그 해독

건강한 사람의 1회 기침발작을 분석해보면 성문(聲門)이 열려 공기를 마시는 흡입기는 약 0.06초, 다음으로 성문이 닫혀 호흡근이 당겨지는 긴장기는 약 0.2초, 그리고 성문이 열려서 폐포나 기도의 공기가 재빨리 입 밖으로 나가는 호출기는 약 0.03초입니다.

한 개의 폐포 직경은 약 200마이크론, 양쪽 폐의 가스교환이 강하게 이루어지고 있어 감탄할 뿐입니다. 폐포의 내강은 나이를 먹어감에 따라서 넓어집니다.

어떤 자극이 기도의 어느 부분에 세게 나타나는가를 조사한 고양이의 실험이 있습니다. 이 실험을 통해 기계적 자극에 대해서는 목구멍이 가장 강하고 인두나 기관 하단의 기관지로 나누어지는 부분이 다음이며, 화학적 자극에서는 폐엽(우측은 3개, 좌측은 2개), 기관지부터 폐 깊숙한 곳의 기도에 걸쳐서 강한 기침을 일으키는 것을 알 수 있습니다.

기도가 좁아진 사람의 경우에는 흡입기로 들어간 공기가 호출기로 나오지 않고 주변 기도에 압박을 가해 공기가 통하지 못 하도록 한 것을 호흡기 폐쇄현상이라고 합니다. 이것이 일어나기 쉬운 질병은 표 7과

<표 7> 기침 발작시 심한 호흡기 폐쇄를 가지고 오기 쉬운 질환

1. 기관, 기관지 허탈 증후군
2. 만성 폐기종
3. 기관의 변위(흉막 유착, 무기폐, 폐첨부 위축 등에 의함)
4. 기관, 기관지 선천성 취약
5. 기관지천식(특히 발작시)
6. 만성기관지염(중등증세 이상)
7. 기관지 확장증
8. 종양에 의한 엽기관지 등의 압박
9. 폐포 기도계의 노화

<표 8> 기침에 의한 2차성 장애

1. 돌발성 호흡곤란, 급성 우심부전, 실신
2. 흉통, 복통, 두통
3. 늑골 골절
4. 자연기흉, 피하기종
5. 뇌동맥, 대동맥 등의 파열
6. 각혈, 비출혈, 안저 출혈, 안검부종
7. 요실금
8. 유산

같습니다.

전문적 병명이 혼용되어 있지만 2, 5, 6, 7, 8은 보통 사람이라도 가끔 들을 수 있는 질병이라고 생각합니다. 이러한 질병으로 일어난 심한 기침의 발작은 표 8에서와 같은 여러 가지 장애가 나타나므로 전문적인 치료가 필요합니다.

가래침

가래침은 어디에서 나오는가?

가래침이란 입, 코, 기관, 기관지, 폐포의 점막(공기에 접해 있는 쪽의 막) 등으로부터 나온 분비물에 세균, 바이러스, 알레르기, 먼지, 표피로부터 떨어진 세포 등이 제멋대로 혼합된 것을 말합니다. 건강한 사람은 하루 수십 cc의 가래침이 나오지만 약 45%는 수분이며 기도 벽으로부터 재흡수되어 실제로 제로가 됩니다.

많은 가래침

이상하게 많은 가래침이 나올 경우는 어떤 다른 이유로 과잉 생산되든지, 가래침의 기도 내 이동이 잘 안 되어서이든지 둘 중 하나입니다. 하루에 나오는 가래침 양을 눈가늠으로 보아 10~20cc를 소량, 20~

100cc를 중량, 100cc이상을 대량으로 구별하는 의사도 있습니다.

기도 내의 분비물은 점막에 있는 술잔형의 세포와 기관지선으로부터 나옵니다. 기도 분비물이 증가하는 원인은 다양합니다. 기관지염을 필두로 다양한 호흡기 질병이 관련되어 있는 것은 물론입니다. 앞에서 제시한 표 6을 다시 봐주기 바랍니다.

객담의 기도 내 수송에는 분비물의 양이나 점도, 기도 내압, 섬모세포의 변화 등이 관련되어 있습니다. 한 개의 섬모세포는 약 200개의 섬모를 갖고 있어 그 섬모는 1분간에 1,000~1,500회(1초당 17~25회)를 움직여, 기도 안으로 갈수록 수송속도는 지연되며 다양한 자극으로 속도가 변화합니다.

더욱이 가래침을 수반한 기침을 습성기침, 수반하지 않은 기침을 건성기침이라고 말합니다.

기침과 가래침(담)에 대한 대책

첫째로 자신의 기침과 가래침의 상태를 항상 체크해두는 것이 중요합니다. 전술한 대로 건강한 사람은 보통 기침이나 가래침을 호소하지 않습니다. 그러나 흡연자나 대기오염에 노출된 사람들은 대부분이 예외 없이 호소합니다.

문제는 기침과 가래침의 상황이 지금까지와는 다른 양상을 보일 때 그것을 재빨리 느껴야 한다는 것입니다. 초진에서 폐암으로 나타난 환자들의 자각 증상은 23종이나 되는데, 1위는 기침(해소)이 88%, 2위의 가래침(객담)은 75%였습니다. 또 수술할 수 있었던 가벼운 폐암환자의 80%는 1개월 내에 자각증상을 느껴 진찰을 받은 사람들이었고, 치료하기에 늦은 사람들이 1개월 이내에 자각증상을 느껴 수진한 것은 39%뿐이었습니다.

둘째는 기침과 담이 있으면 그 원인을 확실히 알아두어야 합니다. 특히 만성호흡기병의 경우 의사의 진단을 받아 병명을 들어 알고 있어야 합니다. 그 대책에 있어서는 코 질병의 전문가를 찾아가든지, 참고서적을 통하여 지식을 넓혀서 자기 방위를 위한 자료로 활용합니다. 단지 쓸데없이 신경을 날카롭게 해서 공포심에 사로잡히면 안 됩니다.

셋째는 정기검진을 받아둔다는 것입니다. 예컨대

조기 폐암은 대개 구명(救命)이 가능하며, 그 발견 수는 정기검진이 일반 외래의 60배에 달한다는 것입니다. 특히 흉부 X선 검사는 자료가 보존되어 있는 병원에서 비교 판독이 언제나 가능하다는 것이 중요합니다. 정기검진을 받고 싶은 사람은 가정이나 병원을 정해놓으면 좋습니다.

넷째는 흡연을 중지하는 것입니다. 왜냐하면 언제 어디서 취한 자료라도 호흡기에 대한 흡연의 해독은 명료하고 특히 사망에 직결되기 쉬운 폐암과 뚜렷한 관계가 있기 때문입니다.

아무리 해도 중단할 수 없다면 중단할 수 있을 때까지, 또 중단 후 적어도 5년간(가능하면 10년간) 매년 수회에 걸쳐서 객담 세포진을 정기적으로 보건소나 병원에서 받아두기를 권합니다.

7. 배변 이상

배변 이상이란 대장이 그 내용물을 이송할 때 일련의 기능 이상에 따라 일어나는 증상으로 그 병변은 설사와 변비입니다.

장의 내용물 이송은 음식물의 종류나 소장에서의 소화흡수 상태, 대장의 운동, 수분의 흡수 등의 영향을 받는 일이 많고, 특히 내장신경의 지배를 받습니다. 그런데 장의 내용물은 통상 소장의 회장(廻腸)으로부터 대장의 맹장까지는 수분이 많고 유동적이며, 대장에서 굳어져 고형이 됩니다. 대장 특히 결장과 S형 결장에서 비로소 분변의 모양으로 되어 저장됩니다.

이어서 변이 배출되는 데 중요한 역할을 하는 것은

신경반사로 그에 따라 대장의 배변운동이 일어나며 연동운동이라고 합니다. 이것은 위·결장반사의 연결로 오는 것인데 섭취한 음식물이 위·십이지장으로 통과할 때 이 신경반사가 일어나 결장부는 강한 운동이 유발되어 대장에 강력한 연동운동이 일어납니다. 이어서 분변이 직장을 이동할 때 장벽에 있는 신경이나 골반 내에 있는 신경을 자극하여 변의를 가지고 옵니다.

배변의 횟수는 사람에 따라 다르며, 그 사람 고유의 배변횟수가 있습니다. 1일 2~3회나 2~3일에 1회뿐인 사람이 있다 해도 배변 이상이라고는 말할 수 없습니다.

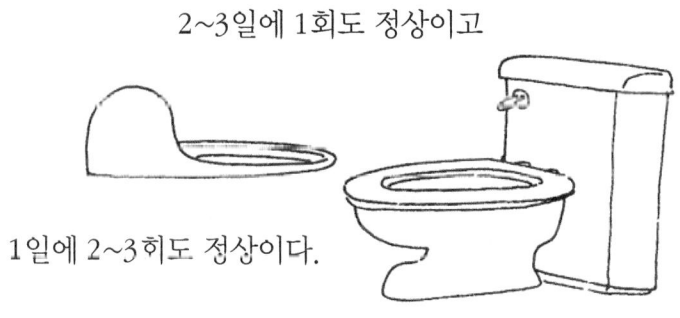

2~3일에 1회도 정상이고

1일에 2~3회도 정상이다.

[그림 18] 배변의 횟수는 사람에 따라서 다르다

설 사

설사란 배변횟수가 많은 것을 뜻하는 것이 아닙니다. 변에 액체성분, 분변 수분량이 많이 나오는 증상을 말합니다. 즉, 평상시 변의 상태에 비해서 액체성분이 증가된 상태입니다. 따라서 많은 경우 배변의 횟수가 증가하는 결과가 나타납니다. 1일 1회의 배변이라도 수분량이 많은 변이면 설사입니다.

이것들은 장관에서의 수분흡수 장애가 주원인이 됩니다. 장관 내에 들어간 수분의 양은 섭취하는 수분이나 분비되는 수분을 합하면 1일에 9ℓ 입니다. 수분의 많은 부분은 소장의 상부에서 흡수되어 하부에서는 흡수하는 힘이 약화되고, 결장이 시작되는 부분에서는 없어집니다.

따라서 소장에서의 수분분비가 많아지거나 흡수의 장애가 있으며 내용물의 통과 시간이 짧아지면 수분이 많은 내용물이 대폭 이동하여 대장의 수분을 흡수하는 힘을 초과하게 됩니다. 이러한 절차로 설사가 일어납니다. 또 대장이 수분을 흡수하는 힘이 약화되었을 때도 설사가 됩니다.

다음에는 질병과의 관련에 대한 설명을 하기로 합니다. 장의 염증, 궤양, 암, 알레르기에 의해서 소화기의 점막에 병적 변화가 생기면 흡수의 장애나 분비의 항진과 연동의 항진에 따라 장 내용물의 통과시간이 짧아 설사를 일으킵니다. 절식해도 설사가 멈추지 않고 변의 양도 많아집니다.

콜레라, 세균성 설사 등을 주 증상으로 한 급성전염병, 살모넬라균의 감염, 식품 독소에 의한 식중독에는 급성 설사가 반드시 일어납니다. 장티푸스, 인플루엔자 등의 급성전염병도 설사를 동반합니다. 과민성 대장이라는 소화관의 기능변화나, 위장 절제수술 후에도 장의 연동항진으로 장 내용물 통과시간의 단축이 일어나 설사를 합니다.

또 칼륨, 마그네슘 등 각종 염류, 유당 불내증, 유당이 포함된 식사섭취는 장내의 침투압을 높여서 수분흡수 장애에 따른 설사를 일으킵니다.

변 비

배변이 이상하게 늦어지는 것을 말하는데 3~4일

이상 배변이 없는 증상입니다. 자각 증상으로는 복부의 불쾌감 등을 수반할 때가 있습니다. 또 1회의 배변량이 심하게 적고, 고통을 수반할 때도 변비라고 합니다. 배변이 3일에 1회 있다 해도 그것이 습관이 되어 크게 고통을 느끼지 않으면 문제로 여길 필요는 없습니다.

대장의 염증, 흉터, 종양, 장관 이외의 병변에 의한 압박, 대장 내강의 협착이나 장 폐색, 또는 거대 대장 내강의 확장변화는 기질성 변비를 일으킵니다.

기타 상습성 변비라고 말하는 기능성 변비가 있어, 다음에서 말하는 원인으로 나타납니다. 척추 손상, 전신 쇠약, 경산부, 노령에 따른 대장운동의 저하나 배의

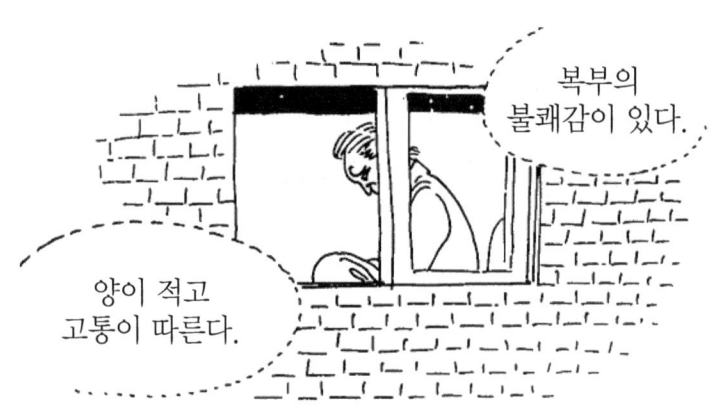

[그림 19] 변비의 자각 증세는?

힘이 저하할 때, 또 갑상선 장애나 당뇨병에서도 변비를 일으킵니다. 이것은 이완성 변비라고 말합니다.

과민성 대장 신경증 등에서는 하행결장으로부터 직장에 이르기까지 장의 경련에 의한 수축으로 경련성 변비를 일으킵니다.

배변 곤란 상태의 예로는 오랫동안 병상에 누워 있는 사람이나, 변의를 참는 습관이 있는 사람, 또 관장을 남용할 경우에도 반사기능의 저하가 생겨 직장성의 변비를 일으킵니다. 소화관 검사 때문에 바륨 내복에서도 변비는 일어납니다. 또 항문이나 직장에 치핵, 치열, 염증이 있어 배변 때 아픈 경우, 공포심으로부터 의식적으로 배변을 억제해서 변비를 가져올 수 있습니다.

8. 복통

　'복통'과 '감기'는 일상에서 가장 많이 호소하는 것입니다. 복통이라고 해도 다양한 병이 포함되어 있습니다. 걱정이 필요 없는 일시적인 것부터 목숨을 앗아가는 위험한 것까지 있습니다. 감기가 만병의 근원이라고 하듯 복통도 근원 중 하나입니다. 우리 몸에 대한 주의신호인 것입니다. 따라서 단지 복통만 없어지면 되는 것이 아니라 무엇이 원인이 되어서 일어나는가를 조사하는 것이 중요합니다.

무서운 복통

첫 번째는 급성복증이라는 격렬한 복통이 있는데, 전신의 상태가 나빠져서 때로는 속히 수술을 해야 합니다. 이때는 단지 배가 아플 뿐 아니라 환자가 생명의 위험을 느끼는 고통을 수반합니다. 위 · 십이지장 궤양이 파열(천공)됐을 때, 충수염(맹장염), 췌장염, 장폐색, 장간막 혈전증(허혈), 심근경색 등이 있습니다.

심장질병 중 가장 무서운 심근경색도 복통으로 시작하는 경우가 있습니다. 복통, 변비, 구토가 함께 올 때는 장폐색이 가장 의심됩니다. 그리하여 급성복통은 어느 것이든 신속하게 적절한 처치를 하지 않으면 생명이 위험한 경우가 많습니다.

두 번째로 무서운 것이 암입니다. 처음에는 급격한 통증은 없으나 말기에는 격렬한 통증이 있습니다. 만성복통이 있을 때는 정밀검사가 필요합니다. 위암을 위시하여 간암, 직장암, 또 암은 아니지만 궤양성 대장염이라는 무시운 질병은 복통과 설사로 시작됩니다.

아픈 부위에 따라서 병은 다르다

배를 네 부분으로 나눈다면 상부를 심와부(명치끝), 우측을 우하륵부, 좌측을 좌하륵부, 배꼽에서 아래를 하복부라고 합니다.

심와부통(명치끝)

심와부 통증에서 가장 많은 것은 위·십이지장 궤양이나 위암입니다. 급성으로는 급성위염, 식도염, 식도암, 식도열공, 헤르니아 등이 있습니다. 충양돌기(충수)는 우측 하복부에 있지만 염증을 일으키면 처음에는 명치끝에 통증을 느끼는 일이 때때로 있습니다.

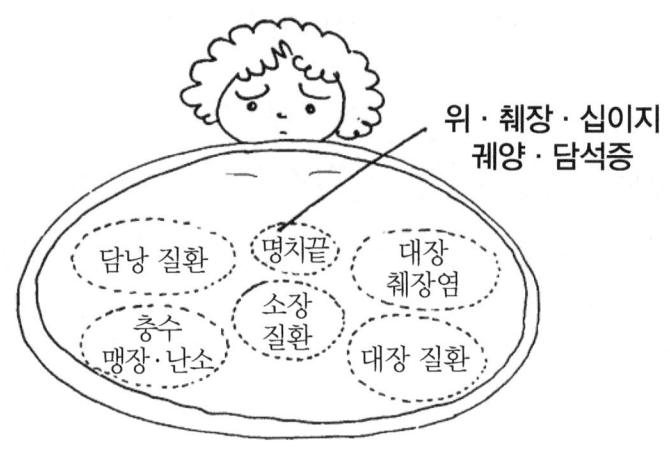

[그림 20] 복통의 부위에 따른 질병 분포도

154

췌장염의 시작도 명치끝의 통증으로 비롯됩니다. 심장의 질환인 심근경색이나 협심증(관상동맥부전)도 때로는 같은 통증을 호소하는데, 위장 검사뿐 아니라 심전도 검사도 필요합니다. 그 외 임신으로 인한 입덧, 담석, 신장결석이 있어도 통증을 느낄 때가 많습니다.

우측 하륵부통

여기서는 담석증이나 담낭염으로 인한 통증이 많고, 이어서 담도 운동 이상, 십이지장 계실염, 십이지장 유두염, 또 십이지장 궤양일 때도 여기가 아픕니다.

하복부통

하복부 통증에는 궤양성 대장염, 직장암, 클론(Clone)병, 충수염 등이 있으나 무엇보다도 산부인과나 비뇨기의 질병이 많습니다. 자궁외 임신, 난소 낭종의 경엄진(莖捻轉), 자궁암, 자궁근종, 방광염, 방광암 등입니다. 특히 그것이 우측일 때 충수염과 난소, 난관의 질병, 자궁외 임신인가를 구별하는 깃이 이려워 의사를 곤란하게 합니다. 유산이나 자궁외 임신은 급성복통의 상태로 찾아오는 경우가 있으므로 주의해야 합니다.

통증의 모양에 따라 질병이 다르다

예리한 통증

아찔아찔한 통증, 이것은 칼로 찌르는 것 같은 복통입니다. 위·십이지장 궤양이 시작될 때 이러한 통증이 느껴집니다. 그러나 시간이 갈수록 둔한 통증으로 바뀌는 것이 보통입니다. 췌장염, 장간막 동맥혈전증, 심근경색, 협심증, 대동맥류(혹), 후복막 출혈, 종양, 척수후근의 자극 등으로 예리한 통증이 생깁니다.

지둔한 통증

깊어서 장소가 확실치 않으며 어릿한 통증입니다. 식도, 위, 십이지장 속에 풍선을 넣어 부풀게 하여 강한 산을 주입하면 둔한 통증이 생깁니다. 이 사실에서 알 수 있듯이 위·십이지장 궤양을 비롯한 소화관에서 생기는 여러 종류의 통증이 여기에 속합니다.

경련성 통증

위장이나 담도, 요관의 근육이 경련을 일으켜서 나타나는 격렬한 통증입니다. 예전에는 이 통증을 '담'

이라고 했습니다. 위염, 위·십이지장 궤양, 담석, 담낭염, 산통 등에서 볼 수 있습니다. 직장이 경련하면 회음이나 골반에까지 통증이 퍼져서 때로는 '후중기' 배도 옵니다.

식사와 복통

식후 1~2시간의 통증은 위궤양, 공복 때의 통증은 십이지장 궤양, 또 기름진 음식을 많이 먹으면 그 후에 오는 통증은 담낭의 질환, 알콜류를 마신 후의 통증은 췌장염이라고 말합니다. 식사 후 바로 오는 통증은 위염이나 위암의 경우입니다.

밤이 되면 아프다

담석의 발작이나 위액의 산이 높아지는 소화성 궤양일 때 일어납니다. 밤중에 공복이 되면 위액의 산이 직접 궤양을 자극하여 아파옵니다.

배변과 하복통

좌하반부의 대장(좌하행 결장, S상 결장)이나 직장에 병이 있으면 배변과 관련해서 옵니다. 배변장애나 후

중기 배와 함께 통증이 옵니다. 또 피똥을 동반할 때도 있습니다. 이럴 때는 결장이나 직장암을 의심해야 합니다.

몸을 움직일 때 아프다

내장하수나 장관유착, 장간막 동맥 혈전증, 담석증, 신장결석일 때는 몸을 움직이면 통증이 옵니다. 식도의 탈장은 밤이 되어 자리에 엎드리면 아프고 일어나면 낫습니다. 위궤양, 십이지장 궤양이나 충수염이 터질 때(천공)나 췌장염의 통증은 일어나서 상체를 앞으로 기울이면 평안해지므로 환자는 허리를 구부린 자세를 취합니다.

노인복통의 특징

나이가 들면 가령현상(假令現象)이나 기초 질환이 복통에 영향을 줍니다. 또 문진하기 힘들거나 증상이 표면에 나타나지 않아서 진단이 늦어지게 마련입니다.

질병의 종류는 젊은 사람들과 마찬가지지만 특히 위나 장의 게실(憩室: 벽의 일부가 주머니처럼 밖으로 튀어나온 것)이나 허혈질환(예컨대 장간막 혈전증)이 많아

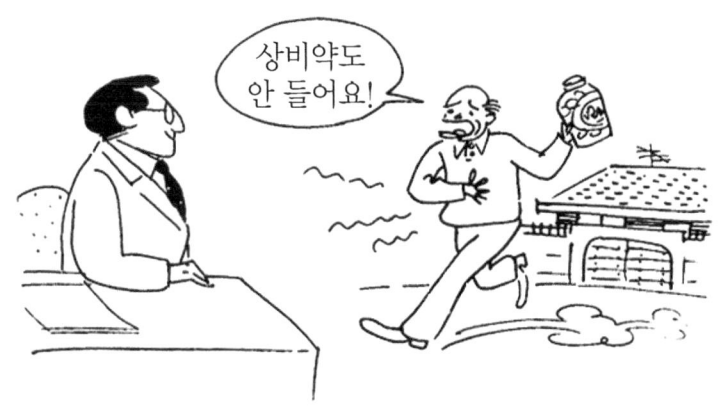

[그림 21] 복통은 만병의 근원(상비약으로 낫지 않을 때는
속히 의사에게 가야 한다.)

집니다. 증상이 적어도 무거운 질병이 있기 때문에 가벼운 복통이라도 바로 의사의 진찰을 받도록 합니다.

복통은 감기와 마찬가지로 만병의 근원이 됩니다. 가정에 있는 상비약을 먹고 20~30분이 지나도 통증이 낫지 않으면, 잘못 판단하지 말고 속히 진찰을 받는 것이 중요하다는 것을 잊어서는 안 됩니다.

9. 발열

사람은 작은 일, 즉 감기에 걸리거나 배탈이 났을 때도 곧 열이 납니다. 발열은 생체의 방어반응의 하나로 나타나는 것입니다.

동양은 체온을 일반적으로 겨드랑이 밑에서 재고 서양에서는 입 안에서 잽니다. 입 안의 온도는 겨드랑이 밑보다 약 0.5도 높습니다. 체온은 대체로 일정하게 유지되나, 보통 오전 0~2시경이 가장 낮고 그 후 서서히 상승합니다. 여성이 남성보다 높게 나타나며, 식사, 운동, 스트레스 등으로도 조금 상승합니다. 열은 식사 전에 안정을 취한 후 측정해야 합니다.

발열의 원인

발열은 뇌에 있는 체온중추의 이상으로 생깁니다. 체온의 조절은 대뇌의 시상하부에 있는 발열보온의 중추 및 열 발산에 관한 중추에 의해서 이루어집니다. 또 발열은 지극히 작은 발열물질에 의해서 일어난다고 생각되나, 체온조절 중추에 어떤 영향을 주는가의 메커니즘에 관해서는 확실하게 알려져 있지 않습니다.

열이 나는 주요 질환

열은 다양한 상태로 나타납니다. 특히 감염증(세균이나 바이러스 등이 몸 안에 들어와서 일어남)의 경우는 대개가 열이 납니다. 그러나 암이나 육종 등의 악성종양에서도 일어납니다. 여기서는 중·노년에서 열이 나는 질환 중 가장 많이 보이는 것, 또 비교적 잘 볼 수 있는 것을 간단히 기술해봅니다.

호흡기의 질병
① 감기·기관지염 등
기침, 가래, 콧물, 재채기 등과 함께 발열을 보입니

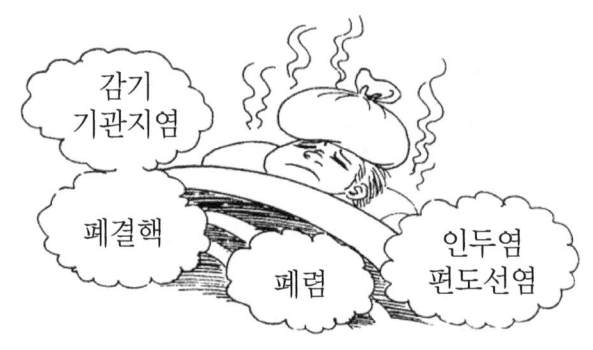

[그림 22] 열이 나는 호흡기 질환

다. 많은 경우 미열인 38°C 정도이며 인플루엔자에서는 38~39°C가 되어 전신 골관절통 등도 나타나 다소 중증이 됩니다.

② 인두염과 편도선염

인두염에서는 몸 속의 통증을 많이 보이지만 고열은 없습니다. 편도선염에 걸리면 목 안의 통증이 심해져서 침을 삼킬 수 없게 됩니다. 39~40°C의 열이 납니다. 이렇게 되면 항생물질의 복용이 필요합니다.

③ 폐렴

최근까지 폐렴은 폐렴구균에 의한 급성 폐렴이 대부분이었으나, 세균을 둘러싼 환경의 변화는 숙주인

162

인간의 고령화와 항생물질의 남용과 발달에 따라 세균도 변화하여, 종래에는 그렇게 문제되지 않던 악독성의 그람 음성간균이나 인플루엔자균 등에 의한 폐렴이 문제로 대두되었습니다. 이러한 폐렴은 특히 노인에게 많고, 고열이 날 경우와 미열로 머무는 경우도 있습니다. 고령자의 폐렴은 고치기 힘든 질병의 하나로 사망률도 높습니다.

④ 폐결핵

제2차 세계대전 전에는 폐결핵이 대단히 많았으나, 스트렙토마이신, 기타 화학요법 덕분에 일시적으로 줄었습니다. 그러나 최근 중년, 고년층에서 증가해왔습니다.

소화기의 질병

① 담낭염과 담석증

우상복부의 격통과 발열로 발병하여 황달이 나타나는 경우가 있습니다. 특히 고령자의 경우, 위에 밀한 증상이 시속되면 쇼크를 일으켜 위독한 병세가 됩니다. 담석이 합병될 때도 있습니다.

② 간장의 질환

간염은 일반적으로 고열이 나지 않지만 극증(劇症) 간염의 경우 38~40° C의 발열이 오는 일이 있습니다.

③ 급성장염

급성위염에서는 발열하지 않으나, 장염은 38~39° C정도의 발열이 있어 복통, 설사 등이 수반됩니다.

요로 감염증

중ㆍ노년의 발열원인으로 요로 감염증이 중요합니다. 남성의 경우 50대를 지나면 전립선이 비대해집니다. 전립선 비대가 심해지면 배뇨에 시간이 걸리고, 요가 방광 속에 남아(잔뇨) 거기서부터 감염을 일으켜서 고열을 냅니다. 또 여성의 경우 방광염으로부터 신우염을 일으킬 수가 있습니다.

악성 종양

요즈음 들어서 사람의 사망원인은 기존의 뇌혈관 장애를 대신해 1위가 악성종양이 되었습니다. 폐암, 위암 등 어느 암이거나 말기가 되면 고열을 내게 되고 그것이 다시 신체를 쇠약하게 만듭니다.

뇌혈관 장애

뇌출혈이나 뇌경색은 대개의 경우 발열합니다. 특히 출혈이 뇌실에 번질 경우 39~40° C가 됩니다. 그러나 합병증(폐렴, 요로 감염증)에 의한 발열도 있습니다.

고열이 지속되면 어떻게 할 것인가?

외래환자의 대부분은 감기약이나 해열제를 복용한 후 병원에 옵니다. 그러나 3일간 복용해도 해열되지 않을 경우에는 단골 의사에게 상담을 해야 합니다.

감기라고 생각해 검사를 해보면 의외로 다른 병이 숨어 있는 경우가 있습니다. 또 노인의 경우 고열이 지속되어 탈수상태가 되면, 혈액이 농축되어 뇌혈관 장애를 일으키는 경우도 있습니다.

약국에서 권장해서 원인도 모른 채 항생 물질을 먹는 일을 해서는 안 됩니다. 질병에 따라 열이 나는 상황(열형)에 특색이 있기 때문에 의사는 그것을 진단의 중요한 단서로 여깁니다. 그런데 항생제를 복용하면 열형이 변해버리기 때문입니다.

다음 사항을 메모해두었다가 의사의 질문에 답하면 큰 도움이 됩니다.

① 열은 몇 도인가?

② 열은 언제부터 있었나?

③ 매일 열이 나는가? 하루 중 변동은?

④ 발열 외에 어떤 증상이 있나?

⑤ 평열은 어느 정도인가?

⑥ 약에 대한 알레르기는 있는가?

⑦ 지금까지 어디서 치료를 받았는가? 받았다면 그 내용은?

⑧ 지금까지 어떤 약을 썼나?

⑨ 큰 병에 걸리지 않았나?

⑩ 최근 외국 여행을 했나?

⑪ 최근 가족 또는 회사 등에서 정신적으로 고통스러운 일이 있었나?

⑫ 여성의 경우, 발열과 월경의 관계는 어떠했는가?

10. 비만과 여윔

비만과 여윔의 판단 기준

살이 쪘나, 여위었나를 알 수 있는 가장 손쉬운 방법은 체중측정입니다. 살이 쪘다는 것은 체내의 지방 조직이 이상적으로 증가한 상태입니다. 여윈다는 것은 역으로 몸의 지방 조직이 줄어들 뿐 아니라 단백질의 감소를 수반하여, 체중이 이상적으로 줄어드는 상태입니다. 즉, 섭취열량과 소비열량의 균형이 깨져서 마이너스기 되는 것입니다.

비만, 여윔의 정도를 판단하기 위해서는 먼저 표준 체중을 산출해야 합니다.

$$\text{표준체중(kg)} = (키 - 100) \times 0.9$$

다음에 비만도를 산출합니다.

$$\text{비만도} = \frac{\text{현 체중} - \text{표준 체중}}{\text{표준 체중}} \times 100(\%)$$

이 방법으로 비만도의 플러스 · 마이너스 10%이면 정상 범위, 마이너스 20% 이상이면 '여윔'으로 읽습니다. 식사나 생활습관은 변하지 않았는데, 2개월에 4kg이상 체중이 감소할 경우는 일단 병으로 의심해야 합니다. 체중 1kg의 변화는 대개 5,000~6,000Kcal의 열량에 해당됩니다.

다음은 비만에 따른 합병증과 여윔의 원인이 되는 병에 대하여 설명합니다.

비 만

비만의 합병증
① 고혈압
② 허혈성 심질환(심근경색, 협심증)

③ 호흡 곤란

④ 변형성 관절염

⑤ 당뇨병

⑥ 간, 담도 질환(담석증 등)

비만을 수반하는 고혈압은 식사요법과 함께 체중 감량에 보다 좋은 강압요법이 있습니다. 또 허혈성 질환에서는 식사시 탄수화물의 과다섭취, 과음, 흡연 등의 위험인자가 비만에 첨가되므로 주의를 요합니다. 호흡곤란은 비만에 의하여 산소 수요량의 증가, 횡경막의 운동제한, 흉부의 지방 침착에 의해 호흡동작 작업량이 증가하기 때문입니다.

변형성 관절염은 비만이 골관절에 부담이 되어, 골관절 변형이 일어나는 동시에 노령에 따른 내분비 호르몬의 이상이 뼈에 영향을 주는 것이 원인이 됩니다. 간, 담도 질환은 지방대사의 이상, 담낭 내의 담즙 콜레스테롤 포화도 상승, 횡경막의 운동제한에 따른 담즙의 울체(鬱滯)가 원인이라고 생각됩니다.

비만 노인이 병원을 찾을 때 호소하는 것들

"조금만 걸어도 심장이 뛰거나 숨이 차고, 계단을

오르면 숨이 차고 고통스러우며 입이 말라 물을 자주 마시게 된다.", "허리가 아프고 앉을 수가 없으며 계단을 오르내릴 때 무릎이 아프다.", "상복부에 둔한 통증이 오고 등이 아프다." 등의 자각 증상으로 병원을 찾는 경우가 많습니다.

여 윔

여위는 데는 단순성과 증후성의 두 가지 종류가 있습니다. 단순성은 신체적으로나 정신적으로도 이상이 없고, 식생활도 정상이며 충분히 영양을 취하고 있는데도 불구하고 여위는 상태로 건강상태에는 지장이 없는 체질적인 여윔을 말합니다. 문제가 되는 것은 증후성의 여윔입니다. 이것은 어떤 질병이 원인이 되어 여윕니다.

여윔의 원인이 되는 질병
① 악성 종양 : 위암, 결장암, 폐암 등
② 소화기 질환 : 위궤양, 궤양성 대장염, 흡수불량 증후군

③ 대사 이상 : 당뇨병

④ 만성 감염증 : 폐결핵, 만성췌염

⑤ 신경성 식욕 부진증

⑥ 중독 : 알콜중독, 약물중독

⑦ 정신병 : 우울증 등

⑧ 내분비 이상 : 갑상선 기능 항진증 등

⑨ 근위축에 의한 것

이들 중 암, 소화기 질환, 당뇨병이 3대 원인이라고 합니다. 최근에는 특히 폐암이나 결장암이 늘고 있습니다. 대부분의 노인은 다른 사람으로부터 "말랐어요"라는 말을 듣고 처음으로 느끼게 됩니다. 그래서 현기증, 빈혈, 기침과 담, 변비나 설사 등의 증상이 나타나서 병원을 찾게 됩니다.

여위었을 때의 주의점

① 언제부터, 어느 기간 동안, 몇 kg정도 여위었나?
　　체중을 측정하여 자신의 체중을 알고 있어야 합니다. 1개월에 2kg의 체중감소가 있으면 주의를 기울여야 합니다.

② 식욕은 어떤가? ― 실제의 식사 섭취량은 어떤가? 식욕은 있어도 심하게 여위면 당뇨병, 갑상선 기능 항진증을 생각할 수 있습니다.

③ 오심(구토기), 구토, 복통 ― 이러한 증상으로부터 악성종양, 유문 협착, 소화성 궤양이 의심됩니다.

④ 하혈, 혈변이 있었나? ― 악성종양, 궤양성 대장염, 가족성 폴립(종양), 흡수불량 증후군, 십이지장 궤양이 생각됩니다.

⑤ 기침, 담, 발열, 흉배통 등의 호흡기 증상이 있었나? ― 폐암, 폐결핵, 폐화농증 등이 생각됩니다.

⑥ 입이 마르는가? ― 당뇨병이 생각됩니다.

⑦ 가슴이 두근거리거나 숨이 차거나 미열이 있나? ― 갑상선 질환이 생각됩니다.

⑧ 요량은 어떤가? ― 많으면 당뇨병, 적을 때는 신장 장애를, 더 나아가서는 요독증도 생각할 수 있습니다.

⑨ 피부색은 어떠한가? 황달, 빈혈은 없는가? ― 담도암, 췌장 두부암, 담석증 등을 생각할 수 있습니다.

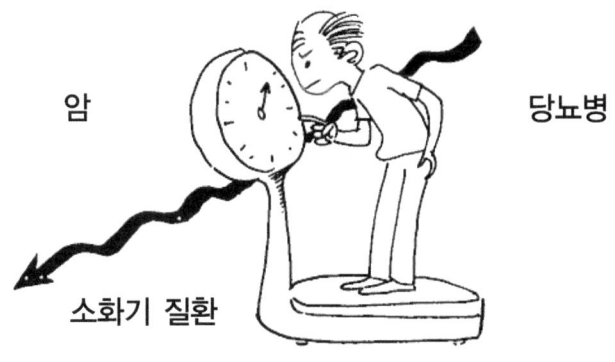

암

당뇨병

소화기 질환

[그림 23] 여윔을 가져오는 3대 원인

이 모든 것 중에서 하나라도 증상이 있으면 의사를 방문해서 마르는 원인 질환을 찾아내기 위한 정밀검사를 받아야 할 것입니다.

비만치료는 단순비만의 경우 식이요법이 제일입니다. 간식이나 외식을 삼가고, 야식을 그만두어야 합니다. 그리고 식생활의 전환이 필요합니다. 문제는 비만에 따르는 합병증의 진단과 치료이며, 그것에 의해 비만은 개선될 것입니다. 마르는 것의 치료는 일반적으로 필요가 없습니다. 그 원인이 되는 병에 대한 신난과 치료가 필요합니다.

11. 부종

부종은 왜 일어나는가?

몸은 약 70%의 물로 구성되어 있습니다. 그 출납(出納)이 정상상태이면 평형을 유지합니다. 즉 입으로 들어간 물(마신 액체와 먹은 식품의 분해에 따라서 생긴 물)과 오줌과 땀 등으로 배출하는 물은 같은 양이 될 것입니다. 부종은 이 평형이 깨져서, 피부나 피하조직에 수분이 저류된 상태입니다. 그 외에 국소 자체에 원인이 있는 경우도 있습니다.

건강한 사람도 붓는다

부종은 대부분 질병 때문에 일어납니다. 그러나 건

강한 사람도 부종을 일으킬 수가 있습니다. 예컨대 긴 시간 앉아 있을 때 다리가 붓거나, 엎드려서 잔 후나 많이 울었을 때는 얼굴이 붓기도 합니다. 이와 같은 부종의 경우 전자는 걸어다님으로써, 후자는 그 이상 얼굴을 비비지 않음으로 회복됩니다.

부종을 발견하는 방법

다리부종의 경우 정강이를 손가락으로 수초간 눌러보면 우묵한 흔적이 남는 것으로 알 수 있습니다. 또 매일 체중을 재어보면 확실히 우묵한 곳이 나오기 전에 예지할 수도 있습니다. 병으로 누워 있을 경우는 가슴이나 배의 옆부분이 붓기도 하고 그것이 심해지면 복

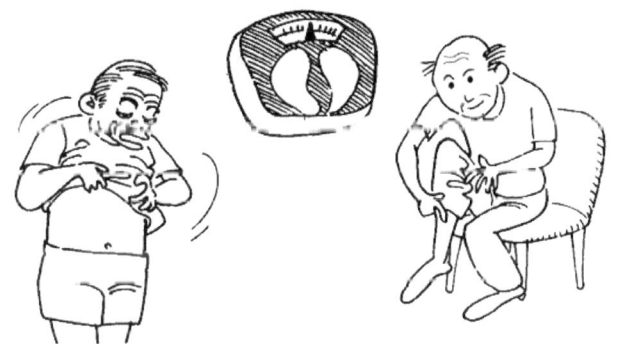

체중을 정기적으로 체크한나

옷을 갈아 입을 때 주익해서 본다   손가락으로 정강이를 눌러본다

[그림 24] 부종을 발견하려면

수가 차든지 음낭이나 음순에 물이 고이기도 합니다.

이러한 장소는 빠뜨리기 쉬우므로 내의를 갈아입을 때 주의해서 보도록 합니다.

부종의 원인이 되는 질병

① 심성부종

심부전에서는 심장의 펌프작용이 약해져서 전신으로부터 심장으로 돌아온 혈액이 충분히 폐에 송출되지 않기 때문에 부종이 생깁니다. 동시에 신장에도 충분히 혈액이 흘러가지 못해서, 수분이 충분히 배설되지 않는 것이 부종의 원인이 되기도 합니다. 노인에게 있어 심성부종의 원인은 허혈성 심장병, 고혈압성 심장병이 주된 것입니다. 그중에는 노년까지 살아남은 판막증이나 선천성 심장병인 사람도 있습니다.

이때 치료는 ① 안정 ② 감염 ③ 이뇨제 ④ 강심제 등이 주된 것이지만, 수술 등 그 원인에 대한 치료법은 의사의 의견을 잘 들어야 합니다. 심장 수술은 60세 이상의 노인에게도 안전할 수 있습니다.

② 갑상선 기능 저하증(점액수종)의 부종

노인에게 의외로 많고, 마른 피부의 딱딱한 부종으로써 손가락으로 눌러봐도 그 흔적이 남지 않습니다. 추위를 타고, 쉰 목소리, 얇아진 눈꺼풀 등의 특징이 생기고 갑상선제가 진단과 치료의 결정적 수단으로 쓰입니다.

③ 신성부종

특히 네프로제(신증)는 대단히 강한 부종이 얼굴에 일어납니다. 이것은 소변에서 대량의 단백질이 나와 혈중의 단백질이 적어지므로 조직의 밀도가 낮아지고 얼굴, 특히 눈가에 수분이 흘러내리기 때문입니다. 신장염에서는 혈뇨와 같이 부종이 생기거나 부종이 생기지 않을 경우도 있습니다.

④ 간성 부종

간경변의 경우 주로 문맥의 통로가 장애를 받아 복수나 더 나아가 다리의 부종이 생깁니다.

⑤ 영양 장애성 부종

영양실조나 암의 말기에 몸에 있는 단백질의 소모

때문에 일어납니다. 마르면서도 부종이 있습니다. 발등이나 눈꺼풀에 가볍게 나타납니다. 얼마 안 가서 복수 등이 생깁니다.

마지막의 세 가지 부종에 대한 대책으로는 원인에 대한 치료와 앞에서 언급한 심부전 치료 등을 참고로 합니다.

12. 배뇨 장애

소변이 안 나온다

"선생님! 할아버지가 몹시 고통스러워하고 있어요."

"어떻게요?"

"아랫배가 아프면서 고통스러운가봐요."

할아버지의 아랫배는 이상하게 부어 있었습니다. 방광종양을 의심하며 진찰하던 중에 의사는 깜짝 놀랐습니다. 할아버지는 배를 누르면 몹시 아파했고, 이마에는 식은땀이 흘렀으며 몹시 불편해했습니다.

"할아버지, 소변은 보고 오셨어요?"

"아니……."

"그러면 우선 소변을 보시지요!"

한때 젊은 여성환자의 아랫배 포만을 발견하고 임신이 아닌가 의심했습니다. 그런데 화장실에 다녀왔을 때 배가 꺼져서 임신이 아니라는 것을 알게 되자 환자 앞에서 부끄러웠던 때가 있었습니다. 진찰하기 전에 배뇨를 시키는 것은 의사의 상식입니다. 그러나 화장실을 다녀온 할아버지의 하복부는 여전히 변화가 없었습니다.

"할아버지, 소변 나왔어요?"

"응, 나왔어."

단순히 소변이 찬 것이 아니라면 큰 질병에 걸렸다는 증거입니다. 그래서 끈질기게 물어볼 필요가 있었습니다.

"정말로 소변이 나왔어요?"

"응, 그래."

"많이 나왔어요?"

"아니, 조금."

"두세 방울요?"

"응."

역시 짐작했던 대로였습니다. 노인의 경우, 한두 방울의 소변이 나와도 나왔다고 합니다. 작은 손가락 크기의 변이 나와도 배변에 문제가 없다고 말하므로 주의 깊게 들어야 합니다.

"소변을 빼내야겠습니다."

가느다란 고무관을 요도에 넣어 방광을 통해서 오줌을 빼내야 했지만, 방광입구 부근에서 도저히 들어가지 않습니다. 요도가 막혔다는 증거입니다.

"할 수 없습니다. 방광천자를 해야겠습니다."

하복부에 국소마취를 하여 큰바늘을 꽂아보기로 했습니다. 500cc나 되는 소변이 나왔습니다.

"참, 시원하다."

할아버지가 큰 숨을 쉬면서 환하게 웃습니다. 기분이 좋을 수밖에 없습니다. 사람에게서 나올 것이 나오지 않았을 때처럼 고통스러운 것은 없습니다.

전립선 비대의 장난

왜 어느 날 돌연히 소변이 나오지 않을까요?

소변이 안 나오는 것은 당연히 요의 통로에 문제가 있는 것이며, 요도의 중간이나 방광의 출구가 막혔기 때문입니다. 그것에는 요도협착, 결석, 전립선 비대, 종양 등 여러 가지가 있으나, 대부분은 전립선 비대중입니다. 그래서 전립선이 없는 여성들은 이러한 고통이 없습니다.

전립선이란 요도의 제일 안쪽, 방광 출구에 있는 분

비선입니다. 원인은 아직 모르지만, 60세 이후가 되면 특징적으로 커지기 쉬운데, 이것을 전립선 비대증이라고 합니다. 이것은 요도를 둥글게 감싸고 있는 장기이기 때문에 커지면 요도를 압박해, 결국엔 요도가 폐쇄되고 맙니다.

그러나 어느 날 돌연히 커지는 것이 아니라, 긴 시간에 걸쳐서 점차 커지므로 완전히 소변이 나오지 않게 되기까지는 상당한 증상이 있게 됩니다. 무엇보다도 먼저 소변을 자주 보게 됩니다. 특히 야간에 자주 일어나서 소변을 보게 되며 소변이 가늘게 나옵니다.

하복부에 소변이 덜 나온 듯한 느낌이 있으면, 될 수 있는 대로 의사를 빨리 방문하는 것이 고통을 덜게 합니

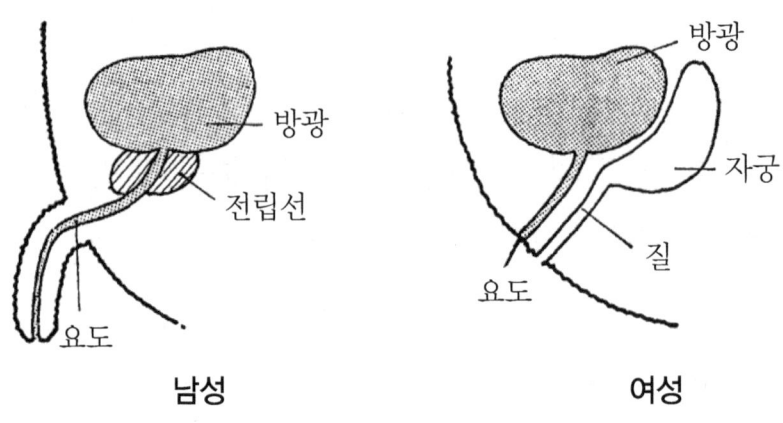

[그림 25] 남녀 비뇨 생식기의 비교

다. 암과 같은 악성질환은 아니며, 최근에는 반드시 수술을 하지 않아도 좋은 약으로 쉽게 고칠 수 있습니다.

소변 색이 붉으면 주의를

항상 잊어서는 안 되는 것은 암의 발생 유무를 알아야 한다는 것입니다. 전립선암이나 방광암에서도 똑같은 증상을 나타내므로 정밀검사를 실시해서 구별하는 것이 좋습니다. 특히 소변에 피가 섞여서 붉을 때는 반드시 검사해보아야 합니다.

여성과 방광염

여성의 경우, 소변이 잘 안 나온다는 걱정은 거의 없습니다. 그러나 강조하고 싶은 말은 그렇다고 좋은 것은 아니라는 것입니다. 그 대신 방광염을 일으키기 쉽고, 역시 다른 뜻에서의 배뇨장애가 일어납니다. 여성은 남성보다 요도의 길이가 짧고 요도구, 질구, 항문이 동일 평면상에 위치해 있기 때문에 세균감염이 쉽습니다.

염증의 자극으로써, 역시 소변을 자주 봅니다. 소변이 끝날 때 아프거나 배뇨 후에도 오줌이 덜 나온 것 같은 느낌 등 자각증상이 있기 때문에 보통 사람도 진단을 내릴 수 있습니다. 단지, 세균감염으로 인한 것인가 신경성인가에 따라서 치료법이 다르며, 한번 생기면 재발하기 쉽고, 습관이 되기 쉬우므로 병원에서 깨끗이 치료하는 것이 좋습니다.

물론 방광암의 발생을 경계하는 의미에서 남성과 마찬가지로, 특히 혈뇨가 나올 때는 정밀검사를 받아 보고 안심하는 것이 좋습니다.

고통의 근원 오줌소태

지금까지의 배뇨장애와는 반대로 노인의 경우 화장실에 가기 전에 배뇨가 급해지거나, 흘러내리거나, 줄줄 흐를 때는 소홀히 할 수 없습니다. 이것은 나이가 더 들면 방광출구를 수축하는 힘이 약해지기 때문입니다. 또 뇌출혈이나 척수 손상 후에도 잘 일어납니다. 때에 따라 치료법이 다르므로 의사의 지도를 받아야 합니다.

총체적으로 노년의 배뇨장애는 다른 장기의 경우와 같이 운동부족이나 국부의 불결함이 크게 영향을 주기 때문에, 될 수 있으면 몸을 잘 움직여서 전신의 신진대사를 잘 시키고 청결히 하여 쾌적한 장수를 성취해야겠습니다.

13. 수면 장애

나이가 들면 체력조절의 변화가 오는 것은 당연한 일

나이를 먹으면 일반적으로 아침 일찍 잠을 깹니다. 해가 지면 자고 싶고, 아침에는 새소리와 더불어 눈이 떠집니다. 사람은 자연(自然)이 움직이는 방향으로 몸의 리듬이 따라갑니다. 이것이 사람과 자연의 모습입니다.

자연스럽게 자신의 페이스로 하루를 보낼 수 있는 사람은 행복한 사람입니다. 하루 세 끼의 식사를 맛있게 먹을 수 있는 것과 매일 일정한 시간에 잠이 온다는 것은 대단히 중요하고 좋은 일입니다. 심신 모두 건강하다고 생각해도 좋습니다.

동시에 이러한 자기 페이스가 허용되는 것은 가족이나 환경이 좋은 행복한 사람이라고 말할 수 있습니다. 도시의 한정된 생활공간이나 핵가족화의 문화 속에서는 그러한 자연스러운 생활은 보기 힘듭니다. 허용되지 않는 경우도 있다는 말입니다.

밤에 화장실에 다니는 것, 추워서 눈을 뜨게 되는 것, 나이가 들면 나타나는 체력조절의 변화는 피할 수 없는 일입니다. 그런 상황에 대한 연구, 대책이 필요합니다. 주위의 사람들도 그러한 변화를 이해해주도록 해야 합니다. 본인에게는 고통스러운 하루하루가 되기 때문입니다.

수면장애

심신의 변화는 수면장애로부터

수면장애는 몸의 이상이 근원이 되어 일어납니다. 통증·호흡 곤란 등 자각할 수 있는 것은 물론, 똑똑히 자각할 수 없는 것이라도 무엇인가 몸에 이상이 느껴졌을 때, 먼저 의사에게 상담해서 검진을 받는 것이 중요합니다.

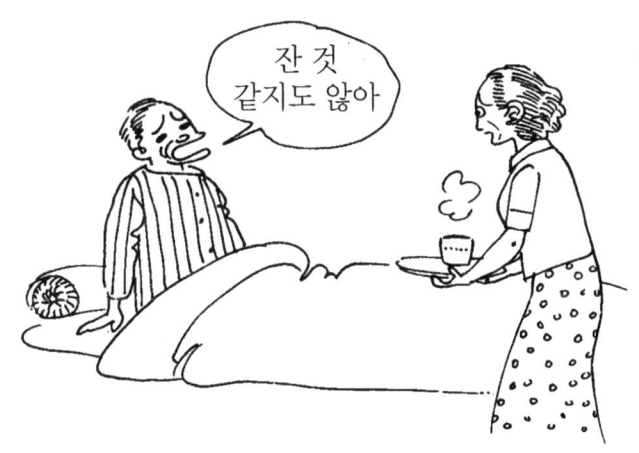

[그림 26] 불량한 수면의 질은?

정신적인 변화에도 수면상태는 변합니다. 이상 상태까지는 아니어도 조그마한 걱정이나 불행한 일이 있어도 그것이 원인이 되어 잠을 못 이루게 되는 것은 누구나 경험하는 일입니다. 어쨌든 잠을 못 자는 일이 며칠이고 지속되면 고통스러워집니다. 몸이 나른해지고 힘이 없어지며, 머리도 멍해지고 식욕은 달아납니다. 수면장애로 인한 2차적인 몸의 컨디션 변화가 옵니다.

수면의 질이 문제

잠을 못 이루는 일을 고통으로 느끼느냐 아니냐 하는 것은 사람에 따라서 다르지만, 객관적인 것과는 차이가 있는 것을 때때로 봅니다. 본인은 잠이 안 온다고 야단이지만 옆에서 보면, 코를 골면서 잘 자고 있는 경우도 있습니다.

이러한 때는 수면시간을 끌면서 수면의 깊이나 지속되는 내용에 문제가 있습니다. 즉, 수면의 질이 나쁘다고 말할 수 있습니다.

수면장애의 세 가지 유형

수면장애는 크게 세 가지로 나눌 수 있습니다. 잠드는 것이 좋지 않을 때, 야간의 수면 중단, 아침 일찍 눈이 뜨이는 경우입니다.

수면장애는 작은 긴장으로도 생깁니다. 원인이 되는 몸의 부조화나 걱정거리가 해소되는 게 가장 좋습니다. 그러지 못하면 긴장이 심해지지 않도록 간단한 체조를 해보든지, 목욕을 해서 긴장을 푸는 것이 필요합니다.

안정제는 저녁에 미리 복용하는 것이 취침 직전보다 좋습니다. 수면의 중단이나 아침 일찍 눈이 뜨여 억울하다는 기분이 머리가 무거운 느낌과 함께 발생했을 때, 매우 완고한 불면감이 지속될 수 있습니다. 이럴 때는 우울증이나 뇌동맥경화증의 치료가 필요하므로 의사와 상담해야 합니다.

때에 따라서는 수면제도 사용해야 한다

수면제를 쓰면 습관이 되어 중지할 수 없게 되지는 않을까 걱정하여 상담을 하는 환자가 더러 있습니다. 현재는 부담이 없는 약도 다양하게 나와 있으므로 걱정할 필요는 없습니다. 불안한 잠을 자는 것보다 질 좋은 수면을 취하는 것이 좋습니다.

'잠을 못 이룬다' 는 불평은 어딘가 불편하다

못 잔다고 불평을 할 때 곁에 있는 사람은 '자고 있으면서 그러냐' 고 할 것이 아닙니다. 어딘가 불편한 곳이 있지는 않은가? 수면의 질이 저하된 것이 아닌가를 자세히 살펴주고 그 호소를 잘 들어주어야 합니다.

'안 자도 지장이 없다' 는 것은 병

반대로 "안 자도 지장이 없다. 괜찮다."라고 주위 사람들에게 이야기하는 일이 생기면 이것은 병으로 보아야 합니다. 그대로 두면 일마 되지 않아 쇠약해지므로 곧 의사의 진찰을 받아야 합니다.

14. 가슴이 괴로울 때
(가슴이 뛰고 숨이 차다)

가슴이 아프며 정류장의 계단을 오르기만 해도 심장이 뛰고 숨이 찬 증상을 자각할 때 우리는 불안에 휩싸이게 됩니다. 특히 최근 들어 협심증, 심근경색 등 관상동맥의 경화로 인한 허혈성 심장질환이 증가하고 있습니다. 당장이라도 생명에 관계되는 사건이 일어날 것 같은 불안한 그림자가 느껴지고, 눈앞이 캄캄해지는 사람도 적지 않습니다.

'가슴이 아프니 심장이 나쁜 것이 아니냐'고 호소하는 환자들 중 70~80%의 증상은 심장과 관계가 없습니다. 대부분 근육통, 늑간 신경통과 같이 흉벽에 원인이 있으나, 어떤 것은 작은 증상인데도 신경 과민으로 크게 느껴지기도 합니다. 이러한 증상이 있을 때는 이 것저것 망설이지 말고 진찰을 받아 치료방침을 정해서 치료하는 것이 최선의 방법입니다.

그러나 '가슴이 아프다' 라는 증상을 나타내는 질병 중에는 심근경색이나 해리성 대동맥류와 같이 시간을 다투어 집중치료를 받지 않으면 '생명과 밀접한 관계' 가 있는 질병이 있습니다. 이럴 때 바로 구급차를 불러 야 할 경우와 급히 서둘지 않아도 될 경우를 구분할 수 있는 증상에 대해 설명하도록 하겠습니다.

구급차를 불러야 할 때

바로 119로 전화를 걸어야 할 경우로는 심근경색, 해리성 대동맥류, 폐경색이 있습니다.

이 세 가지 질병의 구별은 전문의도 환자를 입원시 켜 심전도, X선 검사, 혈액검사 등을 실시하여 자세히 조사해보지 않으면 안 될 경우가 많습니다. 그래서 본 인이나 가족이 구별하기란 어렵습니다.

그러나 이러한 질병의 공통점은 곁눈으로 보아도 '단순한 일은 아니구나.' 라고 느껴진다는 것입니다.

또 그것은 짧은 시간이 아니라 20~30분간 지속될 때가 있습니다. 안색은 창백해지고, 표정은 일그러지며, 식은땀이나 진땀이 흐르며 "여기가 아프다, 저기가 고통스럽다." 등을 말할 정도가 아닙니다.

가령 환자가 고통을 호소한다 해도 그것은 신음에 가깝습니다. 그럴 때 여기저기 병원으로 전화를 걸어 시간을 소비하는 것보다 바로 119로 연락하는 것이 좋습니다.

현재 각 도시마다 구급체제가 정비되어 충분히 교육된 구급대원이 즉시 집중치료를 할 수 있는 시설에 이송해줍니다. 전문병원에서 검사와 치료를 하면서 경과를 관찰하면 확실한 진단을 내리는 데 큰 도움이 됩니다.

이러한 질환은 과장이 아니라, 정말로 촌각을 다투기 때문에 구급대원과 전문병원에 맡기는 것이 가장 좋습니다. 만일 아무 일도 없으면 그 이상 좋은 일은 없습니다. 다음 날은 집에 돌아올 수 있기 때문입니다.

여기서 반드시 유념할 것이 있습니다. 환자 가족에게는 큰일이기 때문에 전문시설에 보내면 안심이라 해서 덮어놓고 119로 연락하는 사람이 있습니다. 그 사람은 입원검사 결과 위독한 상황이 아니어서 다음 날

귀가할 수 있을 것입니다. 가족들도 다행이라며 웃으면서 좋아할지 모르지만, 그 사람이 응급실의 병상을 차지했기 때문에 실제로 위급한 환자가 입원을 못 해서 사망하는 경우도 있을 것입니다.

중환자 치료실(CCU, ICU)이라는 집중 치료실은 대학병원이나 종합병원에도 4~5병상밖에 없습니다. 거기에는 전문의나 전문설비를 필요로 합니다. 그렇게 귀중한 병상을 가족의 이기적인 생각으로 무리하게 점령하는 일은 허용될 수 없습니다. 긴급한 때는 어쩔 수 없지만 평소의 건강상태를 체크해 발병시의 상황을 냉정히 판단하여 119를 불러야 합니다.

그 판단은 앞에 예시한 증상 외에 다음에 기록하는 것도 참고하면 도움이 될 것입니다. 만약 119를 불렀다면 구급대원이나 이송 예정 전문의의 지시에 따르도록 합니다. 무턱대고 "CCU로 갑시다."라고 하면 안 됩니다.

증상은 쉬운 말로 정확히

이 그룹에 속한 것으로는 협심증, 심막염, 자연기흉, 흉막염, 식도염, 위·십이지장궤양, 담석증 등이

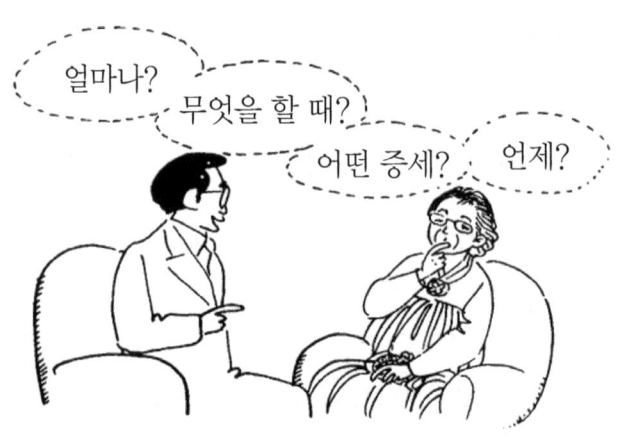
[그림 27] 문진은 병명 결정의 중요한 진단법

있습니다. 이와 같은 질병은 안면이 창백해지거나 냉한이 흐르며, 바로 죽음을 연상시키지는 않는다 하더라도 가슴으로부터 명치끝에 걸친 강한 통증이 느껴지거나 숨이 가빠집니다.

그 느낌은 앞에서 살펴본 경우와 같이 '보통 일이 아니다' 라는 것입니다. 이럴 때는 먼저 평소 자기의 신체상황을 잘 파악하고 있는 가정의의 진찰을 받아 그 후를 적절히 살펴달라는 것이 가장 중요한 일이라고 생각됩니다.

진찰을 받을 때는 현재의 증상이 언제, 어떤 일을 하고 있을 때 일어났으며, 어떠한 고통, 어느 정도의 시간이 지속되었는가를 확실하게 말해야 합니다. 그

표현은 과장되거나 사실보다 가볍게 말해서도 안 됩니다. 자신이 보통 쓰는 말로 느낌을 사실 그대로 진술하는 것이 중요합니다.

가슴이 고통스러울 때는 심전도(EKG)나 X선 검사를 받아야 하는 것으로 생각하는 사람이 많으나, 문진은 병명을 결정하는 데 기본이 되는 가장 중요한 진단법입니다. 이것이 잘 안 되면 진단은 아주 다를 수도 있고, 진단결과가 나올 때까지 긴 시간이 소비될 수도 있습니다.

반드시 주치의의 지도를 받을 것

모든 병은 주치의의 지도에 따라야 하지만, 특히 근육통, 늑간 신경통, 심상 신경증 등은 이 그룹에 속합니다. 앞에서 설명한 두 가지 질병과 다른 점은, 앞의 두 가지는 가슴의 고통이라기보다 한정된 부분의 흉통이고, 심장 신경증은 몸을 움직이는 것과 관계없이 생기는 가슴이 뛰는 증상입니다.

외래에서 치료할 수 있는 질병이라고 말해도 환자는 현재 증상이 가장 큰 고통이기 때문에 특히 신경증

환자는 크게 떠들어대기 일쑤입니다.

그러나 본인이나 가족이 지금까지의 병력이나 체질, 성격, 최근의 생활양식 등을 돌이켜보면 대충 판단이 내려집니다. 그러나 진찰은 받아두어야 합니다. 이번에 발생한 가슴앓이의 정체는 무엇인가를 알아두는 것이 다음에 이와 비슷한 증상이 나타났을 때 중요한 참고가 되는 법입니다.

갑자기 일어나는 증상의 대응책

가슴이 답답한 증상에 관해서는 각 증상의 열거를 피하고, 본인이나 가족의 입장에서 눈앞의 증상을 통해 예상되는 질병과 그에 대한 대책을 설명하겠습니다.

질병에 대한 대책을 설명하는 것도 상당히 어려운 일입니다. 똑같은 질병이지만 나타나는 증상은 많은 차이가 있기 때문입니다. 본인의 느낌과 몸의 반응은 다릅니다. 그래서 중년이 지난 사람들은 정기적으로 검진을 받아 자기 몸의 약점은 자신이 정확히 인식하여 주치의와 어떤 경우에 어떻게 대응하면 좋을까를 평소에 상담해두는 것이 중요합니다.

15. 보행 장애

반드시 나이 때문에 일어나는 것은 아니다

'보행장애가 있는 것은 나이가 들었으니 할 수 없다'고 생각하는 사람이 많습니다. 그러나 고령이라는 이유만으로 꼭 보행장애가 생기는 것은 아닙니다. 예를 들면 젊었을 때부터 심신을 단련해온 등반 가이드 중에는 80세라는 고령에도 그 직업을 훌륭하게 수행하는 사람이 있습니다.

이 사실로 비추어서 보행장애가 생겼을 때는 어떤 질병의 결과로 온 것인지 진찰을 받아보는 것이 좋다고 생각됩니다. 여기서는 노년기에 볼 수 있는 보행장애

중 일상생활에서 흔히 보는 것만 설명해보겠습니다.

뇌혈관 장애로 오는 것이 제일 많다

노년기에서 보는 보행장애의 원인 중 가장 많은 것은 뇌혈관 장애에 따른 것입니다. 뇌혈관 장애 중 많은 것은 뇌출혈과 뇌경색인데, 전자는 뇌동맥의 파탄이나 동맥류 등이 원인이며 노년기라도 비교적 젊은 연령의 사람에게 많고 특히 고혈압을 수반하는 동맥경화와 밀접한 관계가 있습니다. 후자는 뇌혈전과 뇌색전으로 나뉘며, 노년기의 그것은 동맥경화나 고혈압, 혈청지질 이상 등과도 관련이 깊은 뇌혈전입니다.

출혈이나 경색은 뇌로부터 말초의 운동기관으로 자극

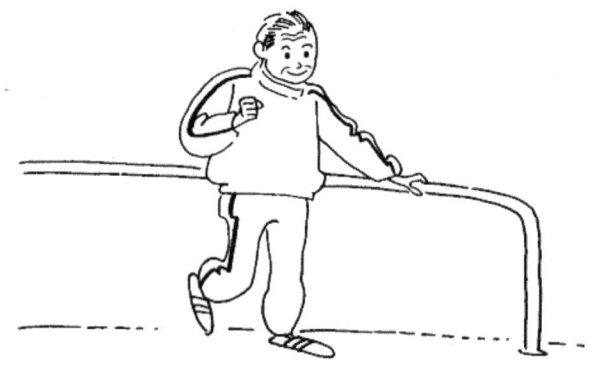

[그림 28] 재활 훈련으로 회복

을 전하는 신경로 가까운 곳에 발생하기 쉬운 한쪽 마비 (반신의 어깨, 팔, 다리, 발의 마비)를 비롯하여 각종 신경장애를 일으키게 되는데 보행장애도 그중 하나입니다.

또 출혈이나 경색이 없어도 뇌동맥경화 때문에 뇌의 특정 부위에 병변이 일어나 몸을 앞으로 약간 구부리고 잰걸음으로 쓰러질듯이 총총 걷는 보행장애를 가지고 옵니다. 또 뇌에 작은 경색소가 여기저기서 발생하면 보행장애뿐 아니라 지능의 저하를 가지고 와 정신장애를 일으킵니다.

한쪽 마비에 따른 보행장애의 특징은, 마비된 쪽의 관절이 움직이기 힘들게 되며 발끝이 아래로 처져서 보행할 때 바깥쪽으로 발을 흔들면서 지면을 스치게 된다는 것입니다. 소뇌가 침범당하면 평형감각에 지장이 와서 몸 전체가 강하게 흔들려 술 취한 사람 모양으로 보행하게 됩니다.

이러한 뇌혈관 장애에 따른 보행장애는 약물치료나 이학요법, 특히 재활(rehabilitation) 기능훈련을 프로그램에 맞게 꾸준히 실천하면 어느 정도까지 회복을 기대할 수 있습니다. 거기에는 환자의 노력과 인내, 가족이나 친구를 비롯해서 주변 사람들의 따뜻한 도움과 이해가 반드시 있어야 합니다.

현재 뇌혈관 장애가 있는 성인은 고혈압이나 혈청 지질 이상이 원인임이 확인되었습니다. 따라서 고혈압과 혈청지질을 치료함으로써 뇌혈관 장애를 방지할 수 있다고 봅니다. 건강한 장년기부터 올바른 건강관리나 일상 생활상의 섭생이 무엇보다 중요합니다.

근육이 굳어 움직이기 힘든 파킨슨씨병

뇌혈관 장애에 따른 보행장애처럼 많지는 않지만, 중년부터 노년기에 걸쳐서 자주 볼 수 있는 보행장애에는 파킨슨씨병이 있습니다. 이것은 파킨슨이 진전마비라고 처음 보고했기 때문에 붙여진 병명입니다. 이병은 근육이 당기는 전율이 오며 운동의 과동(寡動)이 주 증상으로 나타나는 질병입니다.

그 후 이와 같은 증상은 뇌염, 뇌동맥경화증, 일산화탄소중독증, 약물중독 등의 원인으로도 온다는 것을 알게 되었는데, 현재에는 일괄하여 파킨슨씨병이라고 부릅니다. 원인불명인 것을 특발성, 그 외에 원인이 있는 것을 증후성이라고 분류하고 있습니다.

이 병에 걸리면 근육이 굳어지고 매끄럽게 움직여지지 않아 동작이 작아집니다. 손과 발의 협동운동이 나빠져 걸을 때는 무릎이나 허리를 앞으로 구부리고 팔을 흔드는 동작도 작아집니다. 또 걷기 시작할 때 동작이 지체되며 발이 앞으로 나가지 않아 짧은 걸음으로 걷게 됩니다. 이때 앞으로나 뒤로부터 밀리면, 휘청거리게 되고 멈추기 힘든 돌진현상을 볼 수 있어, 때때로 부상을 입는 원인이 되기도 합니다.

손가락에는 파킨슨 진전이라고 하는 환약을 비비는 것 같은 특유한 흔들림이 나타납니다. 질병이 진행되면 정서적인 반응이 결여되고 우울증 상태 등 여러 가지 정신장애를 일으킵니다.

특발성의 경우, 일반적으로 서서히 진행되고 일상생활에도 지장을 가져오게 됩니다. L·DOPA요법 등 약물요법의 효과에는 한계가 있습니다.

16. 난청

노인의 난청은 다음과 같이 나눌 수 있습니다.
① 연령에 관계없이 일어나는 난청
② 노인들에게 많은 질병으로 오는 난청
③ 노인성 난청

이와 같은 구별은 이비인후과의 진찰에 따라야 하겠지만, 중요한 것은 난청이 있다고 하여 모든 노인성 난청이 나이 때문에 그런 것이라고 속단해서는 안 된다는 점입니다.

연령에 관계없이 오는 난청

① 급성 중이염

감기에 걸려서 코나 목에 염증이 지속될 때 코를 심하게 풀면 일어납니다. 대개 귀에 통증이 있으므로 가능한 빨리 이비인후과 의사로부터 치료를 받아야 합니다.

② 만성 중이염

젊었을 때 걸린 중이염이 만성이 되어 고막에 구멍이 생겨서 때때로 농이 나옵니다. 그러나 노인이 되면 젊었을 때와는 달리 농이 나오는 일은 적습니다. 혹시 고름이 나올 때는 면봉으로 직접 소제하는 것은 반드시 피하고 가능한 빨리 이비인후과의 치료를 받아야 합니다. 고실성형술(鼓室成形術)에 의해서 염증을 없애고 청력을 회복시킬 수도 있습니다.

③ 기 타

소음에 따른 난청, 스트렙토마이신 난청 등 젊었을 때부터 난청이 있었던 사람은 연령과 함께 난청이 심해지는 경우가 높습니다.

질병에 의한 난청

① 큰 귀지

오랫동안 축적된 귀지를 제거하면 청력이 회복됩니다. 때로는 귀지로 인해 귀가 울고 현기증이 날 때도 있습니다. 깊숙이 들어 있는 귀지를 집에서 빼내는 어리석은 일을 해서는 곤란합니다. 잘못 건드리면 오랫동안 치료를 받아야 하는 일이 생기기 때문입니다.

② 이관(耳管) 카탈

다른 병명은 이관 협착증, 또는 중이 카탈이라고도 말합니다. 비인강(鼻咽腔), 즉 콧속으로부터 귓쪽으로 뻗어 있는 이관이라는 관이 코나 목구멍의 염증과 함께 염증을 일으켜 관속이 부어서 좁아지거나 막혀버리거나, 기능 부전을 가지고 와서 열려야 할 때 열리지 않거나, 중이강(고막의 안)에 공기가 들어가지 않아 고막이 외부의 기압에 눌려 움직이기 어려워지는 질병을 일컫습니다. 난청과 더불어 귀가 울거나 막힌 것 같은 느낌을 가져옵니다.

이비인후과 의사에게 이관통기요법을 해달라고 부

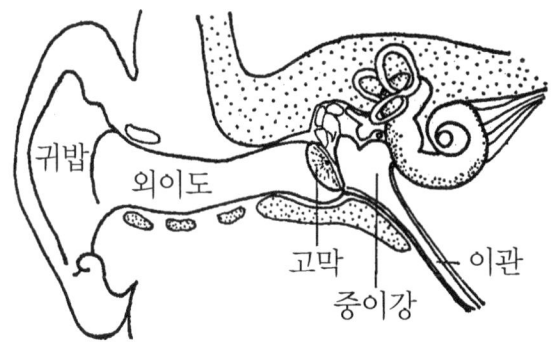

[그림 29] 귀의 구조

탁하면, 발병 후 며칠이 지나지 않아 곧 낫습니다. 그러나 오랫동안 방치해두면 잘 낫지 않습니다. 때로는 중이강에 물이 고여 고막에 주사기를 찔러서 물을 제거하는 치료를 필요로 할 때도 있습니다.

귀가 막힌 것 같은 느낌이 있을 때는 될 수 있는 대로 빨리 이비인후과의 진찰을 받아야 합니다.

노인성 난청

사람은 대개 45세를 지나면 청력의 저하가 시작됩니다. 이때 매우 높은 소리(삐—하는 기계음)부터 듣기 힘들어집니다. 징도가 가벼울 때는 느끼지 못할 경우가 많으나, 60세 이상이 되면 뇌의 활동이 둔화되고 청력은 급격히 저하하며 음성을 구분하기 힘들어집니다.

특히 전화나 TV, 라디오 등 기계를 통한 음을 구분해서 듣기가 힘들고, 그 때문에 TV 소리 등을 크게 해놓고 듣다가 가족의 불평을 사기도 합니다. 또 대화를 할 때 무언가 특별한 이야기나, 빨리 이야기하는 것을 알아듣지 못하여 몇 번이고 물어보게 됩니다. 이런 일이 차츰 자주 일어나며, 그 때문에 점점 사람들로부터 멀어집니다. 결국 친구들이나 가족과의 커뮤니케이션에 소홀하게 되고, 뇌가 말을 안 들어 노인치매가 시작됩니다.

따라서 이런 불행한 일을 막기 위해 난청을 자각하면 무엇보다도 먼저 이비인후과의 진료를 받고, 치료의 효과를 기대하기 힘들 때는 보청기 사용에 대해서 상담해야 합니다.

보청기란 듣고 싶은 말만 선택하여 크게 들리게 하고, 듣고 싶지 않은 음을 작게 할 수는 없습니다. 편리한 점은 안경과 같지는 않습니다. 그러나 보청기의 성능이 좋아져서 조정, 사후 봉사, 구입 후 상담 등의 서비스를 받을 수 있습니다. 따라서 신용 있는 회사의 제품을 구입해 조심해서 사용해야 합니다.

난청의 정도에 좌우되는 인자로는 생활환경의 양호와 불량에 따른 건강상태의 양호, 불량이 있습니다. 수면부족, 운동부족, 스트레스에 덧붙여서 동맥경화의 원인이 되는 염분의 과잉 섭취가 되지 않도록 주의해야 합니다.

17. 시력 장애

노안

작은 글자를 읽을 때, 조금 떨어져서 보는 게 더 잘 보이는 것은 45세 무렵부터 일어나는 생리적인 현상입니다. 그리고 노안은 60세까지 진행됩니다. 또 근시인 사람이 노안경을 필요로 할 시기는 정상인들보다 늦고, 노안경의 정도도 근시안의 정도만큼이나 가볍게 일어납니다. 원시인 사람은 그와 반대입니다.

그런데 안경을 정확하게 맞추는 일은 눈이나 머리의 피로를 방지하기 위해서도 대단히 중요합니다. 그러기 위해서는 2~3년에 1회 안과 전문의의 검사처방을 받아서 전문점에서 맞추어야 합니다. 이때 의사는 안저검사, 기타의 검사를 해야 하므로 여러 가지 안과 질병을 조기에 발견할 수 있습니다. 원거리용, 근거리용에 맞는 안경을 써도 원근 모두 보기 힘들 때는 질병을 생각해야 합니다.

노안경의 검안은 연령, 멀리 보기 위한 안경의 도수 (근시, 원시, 난시), 읽기 원하는 거리 등 세 가지 조건을 생각해서 결정해야 합니다. 읽기 위한 거리가 약간 멀 때는 도수가 약한 것이 낫습니다. 따라서 도수가 약한 헌 노안경도 쓸모가 있습니다.

노안경은 여러 가지 스타일이 있으므로 자신의 생활에 맞는 것을 선택하도록 합니다.

① 원근 각각의 안경

가장 무난합니다. 물론 원시용 안경이 불필요한 사람은 근시용, 즉 노안경만 쓰면 됩니다. 원시와 근시안경을 각각 쓰면 볼 수 있는 범위가 넓어집니다. 단지 쓰지 않는 쪽의 안경을 늘 휴대해야 하는 단점이 있습니다.

② 경계 없는 누진다초점 렌즈

노인처럼 보이지 않는다는 장점이 있습니다. 또 중간거리를 볼 때 쓸모가 있습니다. 그러나 옆을 보면 조금 구부러져 보이고 보이는 범위도 좁아집니다. 원근의 차가 강할수록 익숙해지기 힘들고, 고령자의 사용에는 무리한 점이 있습니다.

③ 경계가 있는 다초점 렌즈

②보다 길들기 쉽고 원근 공용이므로 바꾸어가며 낄 필요가 없어 편리합니다. 단지 계단을 내려갈 때는 발끝이 잘 보이지 않는 단점이 있습니다. 이것은 ②와 같은 주의를 필요로 합니다.

경계가 있는 다초점 렌즈(2중 초점인 경우가 많다)의 근용 렌즈는 모양도 크기도 여러 가지로 만들 수 있습니다. 자신이 갖고 있는 안경을 쓰고, 근용 렌즈 모양으로 셀로판 테이프를 붙여서 요구사항에 맞은 안경을 주문하도록 합니다.

또 안경은 매일 부드러운 천으로 닦도록 합니다. 안경을 접을 때는 왼쪽부터 하고, 벗어서 책상 위에 놓을 때는 렌즈가 책상이나 바닥에 닿지 않도록 주의해야

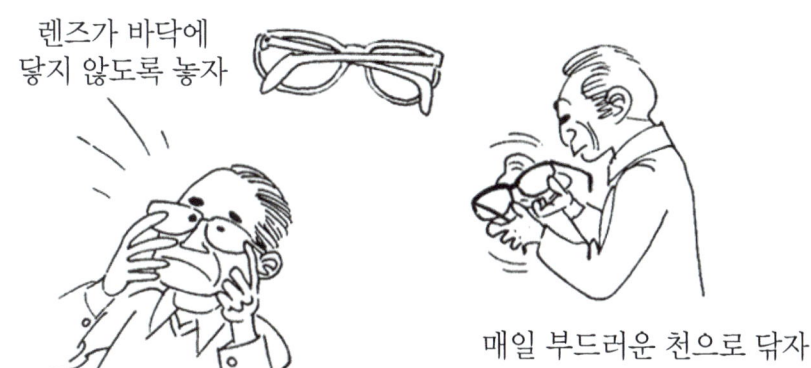

렌즈가 바닥에
닿지 않도록 놓자

매일 부드러운 천으로 닦자

귀나 코에 통증이 있을 때는 안경점으로 가자

[그림 30] 안경 관리는 꼼꼼하게

합니다. 렌즈는 부드러워 상처가 나기 쉽고 중심부에 상처가 나면 선명하게 보기 힘들기 때문입니다. 안경을 쓰다가 귀나 코에 닿아서 아플 때는 안경점에서 가서 서비스를 받도록 합니다.

노인성 백내장

눈 안의 렌즈, 즉 수정체가 탁해지는 병입니다. 진행되면 아프거나 가렵지도 않은데 안경을 바꿔도 보기 힘들어집니다.

노인이 되면 내부분 백내장에 걸립니다. 다만 빨리 진행되는 사람과 방치해두어도 진행되지 않은 사람이 있습니다. 치료의 필요 여하는 전문의와 상담해야 하며, 진행을 늦추는 약도 있습니다.

혹시 진행되어 보이지 않을 때는 수술을 하면 다시 볼 수 있습니다. 그러나 보정렌즈가 필요합니다. 진행된 백내장을 방치해두면 녹내장을 일으킬 수 있습니다. 백내장이 되었을 때 눈의 사용에는 불편함이 없습니다. 노인병이라 생각하고 마음을 편안하게 가져야 하며, 눈을 잘 쓰는 것이 심신 모두 늙지 않고 눈도 오래 보존됩니다.

녹내장

눈 속의 방수(房水)순환이라는 작용이 원활하지 않아 안압이 오르는 질병으로 실명할 수도 있습니다. 급성발작을 일으키며 두통, 안통, 구토가 있고 내관질병으로 오진하기 쉽기 때문에 주의를 요합니다. 또 눈도 아프지 않고 안압도 오르지 않으며 시야가 차츰 좁아지면서 실명하는 타입도 있습니다. 조기발견이 무엇보다 중요한데, 조기발견을 위해서는 평소의 건강진단이 필요합니다.

안저 출혈, 망막 박리 등

급격한 시력저하, 시야의 장애, 다수의 비문증(飛蚊症)은 바로 안과에 가야 합니다. 고혈압과 당뇨병인 사람은 눈에 증상이 나타나지 않아도 때때로 안과의 검진을 받아야 합니다.

 의사가 권하는 한마디

눈의 소중함은 강조하지 않아도 너무나 잘 알고 있습니다. 우리의 몸 중에서 평생 사용하는 것 중에 하나인 눈은 공자가 오복 중 으뜸이라고 했습니다. 이렇듯 소중한 눈의 건강을 위해서는 어두운 곳에서 신문을 보지 말아야 하며, 흔들리는 버스 안에서 책을 보는 것도 조심해야 합니다. 특히 청결하지 못한 손으로 눈을 비비거나 만지는 행동은 삼가야 합니다.

18. 팔, 다리의 통증

노화와 통증

사회의 통념으로 말하면 60세부터 노인이지만 신체의 조직, 특히 팔, 다리의 노화를 문제로 삼을 때는 좀 더 일찍부터 꼽습니다. 즉 남성은 40세 지나서, 여성은 40세 전부터 노화가 두드러지게 나타납니다. 이 연령이 되면 뼈의 노화가 명확히 나타납니다. 평균수명이 77세 이상이라는 것을 고려해볼 때 우리는 일생 중 거의 절반이 이 노화의 과정에 있다는 계산이 됩니다

노화란 무엇일까요? 전부를 말하기는 힘들지만, 예를 들면 혈관이 노화되어서 지금처럼 피가 순조롭게

운반되지 못하는 것도 그 주된 현상의 하나입니다.

팔과 다리에 관해서 말하면 수족의 세포가 쇠하여 점차 젊었을 때의 능력이 없어져갑니다. 근육도 신경도 뼈도 연골도 모두 그렇게 되어갑니다. 특히 수족이 움직이는 지점이 되는 관절의 뼈, 그 표면을 덮고 있는 연골, 다시 그것을 싸고 있는 관절포, 거기에 붙어 있는 근육 등이 노화되어 연골은 유연성이 없어져 거친 표면이 되고, 관절포도 딱딱해져서 수분이 없고, 근육은 뻣뻣해집니다.

아프다는 느낌은 신경만이 가지는 것입니다. 즉, 통증을 느끼면 그 부분 자체가 아픈 것이 아니라 거기를 통과하는 신경이 아프다는 것입니다.

신경은 피에서 나와 척수를 따라 배골의 양쪽에서

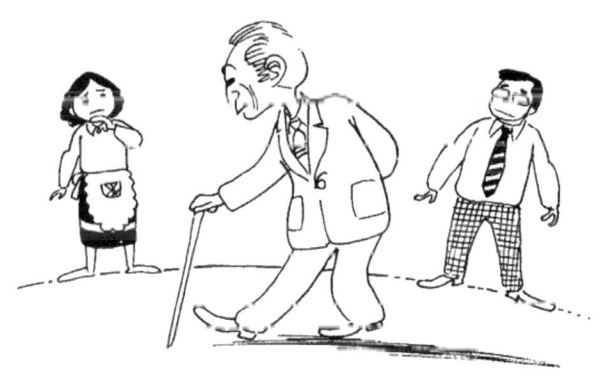

[그림 31] 뼈의 노화는 40세 전후부터

나뭇가지처럼 뻗어나와서 수족의 끝(말초)까지 이릅니다. 그래서 한 가닥의 신경이 통증을 일으키면 그 신경이 뻗쳐 있는 곳곳에서도 통증을 느끼게 됩니다. 예컨대 허리로 가는 신경에 원인이 있을 경우는 좌골신경통이라 하여 허벅다리에 파급되는 통증을 가지고 옵니다.

노화로 인한 인체 각 부분의 통증

목의 통증

목으로 가는 신경은 등말 뼈(배골)의 경부에서 나옵니다. 그러나 여기를 통과하는 신경은 목뿐 아니라 머리의 표면으로 가는 것도 있고, 또 대부분은 어깨에서 팔, 더 나아가서 손끝까지 뻗어 있습니다.

목은 7개의 작은 척추 뼈가 차곡차곡 연결되어 있습니다. 이 척추골의 측면으로부터 신경이 나와서 뻗어 있습니다. 또 경부(목)는 한편으로 무거운 머리를 받들고 또 한편으로는 두 개의 팔을 달고 있습니다. 팔은 어깨에 붙어 있는 것처럼 보이지만 실제로 팔의 근육은 목으로부터 나와 있는 것이 주된 것이고 어깨는 그 보조에 불과합니다.

'사람은 직립보행을 하는 동물' 이듯 우리는 발로 이동하며, 손으로 일을 하고 있습니다. 그래서 항상 무거운 머리를 받들고 있는 목의 뼈나 근육은 피로하기 쉬운 상태입니다.

따라서 나이가 들 때 경추, 경부의 근육은 노화가 심해 그것이 통증으로 나타납니다. 그때 앞에서 설명한 것과 같이 신경이 뻗어 있는 길에 따라 두통, 어깨통증, 팔저림 등이 수반하는 경우도 있고, 또 때로는 손에만 증세가 나다날 때도 있습니다. 이와 같은 때 동맥경화 때문이라거나 고혈압 때문이라고 하는데 이러한 예도 적지 않다는 것을 기억했으면 합니다.

어깨의 통증(견비통)

자주 볼 수 있는 증상으로 두 가지가 있습니다. 목에서부터 어깨에 걸쳐 나타나는 증상과 어깨에서부터 팔에 길쳐 나타나는 증상입니다. 전자는 목 통증의 언장선상에 있다고 생각되고, 후자는 소위 말하는 오십견에 해당됩니다.

오십견은 견관절을 만들고 있는 상완골과 선삽끌 사이에서 일어나며, 관절포나 주변의 근육 등과 관계 있는 복잡한 통증이 되는 경우가 많습니다. 따라서 팔은 나른하며 어깨 끝이 차가운 느낌이 있는 시기, 팔이 아프고 뒤로 돌릴 수 없는 시기, 견관절 전체의 움직임이 극단적으로 나빠지는 시기가 있습니다. 또 움직이면 격렬한 통증이 일어나는 시기 등 증상도 다양합니다. 그러나 이러한 통증을 그대로 방치해도 세월이 지나면 자연히 낫는 경우가 있어 이상하기도 합니다.

또 노년에는 그렇게 많지 않으나, 갑자기 심한 어깨 끝의 통증이 시작되어 삼각근하 점액낭염(석회화)이라는 질병이 생기는 경우도 있습니다. 이것이 한밤중에 갑자기 왼쪽 어깨에 일어나는 경우가 있어 의사도 심장 발작으로 착각할 때가 있습니다.

팔꿈치의 통증

팔꿈치에 일어나는 통증은 심한 것은 아니지만 한 번 생겼다 하면 잘 낫지 않습니다. 팔을 구부릴 때 또는 펼 때 일어나는 통증과 손을 왼쪽이나 안쪽으로 돌릴 때 일어나는 통증입니다. 각각 추관절을 만들고 있는 뼈의 노화, 또는 양쪽 팔의 두 개 뼈가 마주치는 부분에 노화가 원인이 되어 일어납니다.

팔의 관절통

이것은 그렇게 심한 통증으로 볼 수는 없습니다. 손목을 만들고 있는 팔의 뼈와 손바닥 가까운 부분에 있는 작은 뼈 사이의 노화로 인해 서로 마주치는 것이 악화됨으로써 일어납니다.

앞에서 설명한 목의 통증, 어깨의 통증, 팔꿈치의 통증, 팔의 관절통은 목뼈의 노화에 따른 신경통증에 영향을 주고 있는 경우가 많습니다. 노화현상은 전신적인 것이므로 그렇게 생각하는 것이 당연합니다.

손가락의 통증

손가락 끝 가까운 마디가 아픈 것을 말합니다. 남성보다 여성에게 많고, 통증이 일어나는 방법도 다양하고 복잡합니다. 이것도 뼈의 노화가 원인이라고 생각해도 됩니다.

손가락의 관절은 류머티즘으로 인해 붓고 아프기 쉬우나 이때는 류머티즘이 아닙니다. 류머티즘의 증상은 손가락의 뿌리에서부터 팽창이나 통증, 기타 증세를 병행하는데 전체적으로 증상이 아주 심합니다.

가슴과 등의 통증

등으로부터 가슴으로 돌고 있는 신경은 등뼈에 해당하는 부분에서부터 나옵니다. 등뼈는 긴 세월 직립 보행이나 노동의 중심축이 되어왔기 때문에 노화현상이 많이 진행되어 있습니다.

등이 쑤시고 아픈 것은 노화 때문에 일어나기 쉬운 등뼈 자체의 통증인데, 이것을 막기 위해 등의 근육이 딱딱해집니다. 근육의 반사적 경결(硬結)로 인해서 일어나며, 등뼈가 아픕니다. 이 통증을 늑간 신경통이라고 부르고 있습니다. 아침 기상 때 통증이 일어나기 쉽고, 왼쪽 가슴에 일어나는 늑간 신경통은 심장질환의 통증과 구별하기 힘들 때가 있으므로 주의가 필요합니다.

또 신중한 분별이 필요한 것으로 폐, 늑막, 신장, 위, 십이지장, 담낭, 췌장 등에 질환이 있을 때입니다. 이 경우도 반사통이라고 해서 각 장기에 분포되어 있는 신경에 생긴 것들이 등뼈나 가슴에 영향을 주어 일어나는 통증도 있어, 단순한 등뼈의 노화로 인한 통증과의 구별이 힘듭니다.

또 이러한 장기에 일어나는 암은 등뼈에 전이가 일어나서 통증이 생기기도 합니다. 암으로 인한 통증은 지속적이며 다른 증상을 수반하므로 종합적으로 판단하면 구별이 될 것입니다.

요통

노인에게 가장 흔히 나타나는 것이 요통입니다. 이것은 요추에 치아 모양의 변화가 일어나 생기거나 노화로 인해 자연히 오는 등뼈의 영양부족으로 생기며, 등뼈가 줄어드는 등 여러 모양의 노화로 인해서 일어납니다. 증상은 요통이나 좌골신경통으로 나타나는 데 발까지 연결되어 일어나는 통증입니다.

최근 척추관 협착이라는 병이 일어나고 있는데, 이것은 출생 때부터 요추구조가 나쁜 데다가 노화현상이 겸하여 요추 아랫부분에 부담이 많아짐으로써 일어나는 특수한 질병입니다. 조금만 걸어도 다리가 저려서 쉬면서 걸어가야 합니다.

의외로 가슴에 원인이 있으면서 증상은 발에 나타나는 때도 있고, 또 직장, 방광, 자궁, 난소, 난관 등 장기의 질환, 암의 요추 진이에 의해서 일어나는 동증 등이 있습니다. 이들은 통증 구별이 어렵고 판난노 쉽지 않습니다. 또 골반에 끼어 있는 고관절의 노화로 인한 증상이 요통으로 나타나 더욱 복잡합니다.

그러나 노화에 따른 요통의 대부분은 노인에게서 볼 수 있는 것으로 요통이 없는 노인은 없다는 말까지 합니다. 허리뼈의 구조로부터 생각하면 인류는 똑바로 서는 것이 빨랐다고 할까요?

무릎 통증

이것도 관절을 만들고 있는 뼈의 노화가 원인이 되어 일어나는 증상인데, 요통과 비슷하나 무릎관절에서는 다른 관절에서 흔히 볼 수 없는 증세가 나타납니다. 그것은 물이 고이는 증세입니다.

손과 발에 비해 팔은 몸의 간부(幹部)로부터 아래로 달려 있는 형태입니다. 손의 관절뼈에는 항상 떨어져 나가려는 힘이 가해져 있는 것에 비해 발은 무거운 동체를 짊어지는 형태로 되어 있습니다. 다리관절, 무릎관절, 발관절 등은 항상 위로부터 누르고 있는 힘이 작용하고 있습니다. 그 때문에 발의 관절은 손의 관절보다 크게 만들어져 있습니다. 그러나 그 기능을 제대로 발휘하기 위해서는 언제나 100%의 힘을 내고 있어야 합니다. 무릎관절에 물이 고이기 쉽다는 것도 이와 같은 환경에서 그 기능을 발휘하기 위한 안전기구라고 생각할 수 있습니다.

물이 고이는 것은 남성보다 여성이 많아서 여성 호르몬과의 관계가 논의되고 있습니다. 또 이것과는 다르게 여성의 생활이 남성보다 정좌하는 시간이 길기 때문이라고도 말합니다.

정좌를 하면 발 전체가 구부러지기 쉬운데, 특히 중심이 무릎 부근에서 대부분 안쪽으로 기울어지기 때문일 것입니다. 이러한 관점에서 중심을 무릎 바깥쪽으로 이동시키는 시도가 이루어지면 효과가 있다고 합니다.

더욱이 허리의 질병으로 무릎에 통증을 일으키는 일이 있다는 것은 설명한 대로입니다. 무릎에 물이 고이는 것은 류머티즘에 한정되지 않습니다. 다른 질병의 증상으로 나올 수가 있습니다. 무릎에 고인 액체를 조사해보면 곧 알 수 있기 때문에 진찰을 받아보아야 합니다. 나이가 들어 처음으로 류머티즘에 걸리는 경우는 비교적 드문 일입니다.

발목의 통증
발목관절은 세 개의 뼈로 되어 있는데, 보행이라는

223

인간의 가장 기본적인 운동을 하는 중요한 관절입니다. 그 때문에 특별히 복잡한 모습을 하고 있어 뼈의 노화로 통증을 일으키는 일이 있습니다. 그러나 통증을 일으키는 빈도는 그렇게 많지 않고 통증도 심하지 않다는 것은 다행한 일입니다.

손발이 매우 아픈 질환

앞에서 설명한 것들은 노화에 따라 아주 흔하게 볼 수 있는 증상이지만, 그 외에 통증을 주로 호소하는 질병이 있어 설명하고자 합니다. 여기서 말하는 질병은 통증이 심하고 움직이지 않을 때도 아프고, 통증 이외에 그 질병 특유의 증상이 나타나거나 열이 난다든지 해서 심상치 않은 느낌을 줍니다.

이런 경우 무엇보다도 먼저 진찰을 받도록 해야 합니다. 이와 같은 질병에 걸렸을 때의 마음가짐으로 알아두어야 할 점들이 있습니다.

류머티즘
신경통은 류머티즘과 관련시켜 말하는 경우가 많기

때문에 일반적으로 잘못 알고 있는데, 류머티즘과 신경통은 다른 질병입니다.

류머티즘은 여성, 특히 갱년기 여성에게 많이 보이며, 수족관절에 하나하나 침범하는 것입니다. 통증이 심하고 관절에 탁한 액체가 고이는 경우도 있습니다. 최근 이 원인이 명확해져 치료요법이 확립되고 있기 때문에 전문의의 치료를 받으면 됩니다.

통풍

통풍은 특별한 원인 없이 관절이 아프기 시작하여 붓고 열이 나는 괴로운 병인데, 서양에서는 '마녀의 일격' 이라고도 합니다. 증상은 여러 관절에 나타나는

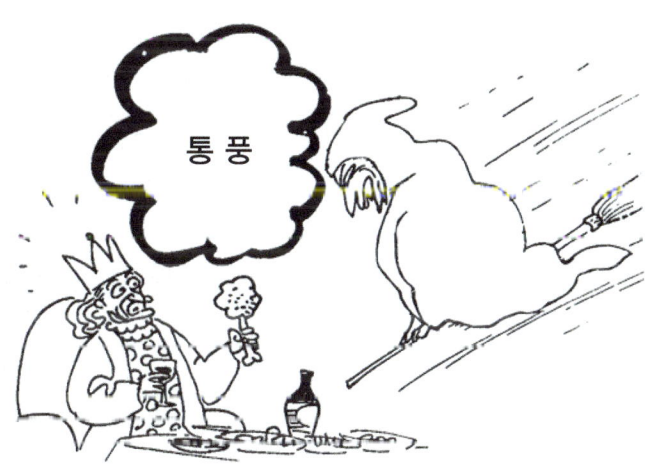

[그림 32] 마녀의 일격 또는 왕자 병이란?

데 가장 많은 것이 오른발의 큰 발가락 뿌리입니다.

옛날에는 '왕자 병'이라고 말하여 미식가가 걸리는 질병이라고 했습니다. 이것은 식사 내용 때문에 혈액 중의 요산이 일정량 이상으로 늘어 그 과량분이 관절의 주위에 스며들기 때문에 일어난다는 데서 이름 지어진 것입니다.

그러나 현재는 칼슘이 원인으로 일어나는 경우가 있다는 것을 알게 되었고, 전자는 진짜 통풍이요 후자는 가짜, 즉 가성 통풍으로 구분하고 있습니다. 대책으로는 요산이 저장되지 않는 식이요법을 하고 약을 복용하여 회복시키는 것입니다.

건초염

손과 발에 일어나는 질병으로 노년기만이 아니라 젊은 층에서도 무리한 사용이 원인이 되어 일어납니다. 주로 손가락 특히 엄지손가락, 가운데 손가락에 많고 어쩌다가 발가락에도 생기는 경우가 있습니다.

이것은 힘줄 사이가 원활하게 움직이지 못한 상태에서 일어나는 질병이며 움직이면 아픕니다. 그 부분을 쓰지 않고 뜸질을 하여 고정시킨 후 염증을 멈추게 하는 약으로 고칠 수 있습니다.

기타

골수염, 뼈의 결핵, 뼈의 악성종양, 혈관이 막혀서 일어나는 질병, 당뇨병 때문에 일어나는 관절장애, 백혈병 때문에 일어나는 통증 등 다양한 질병이 있습니다. 각각의 확률은 아주 낮은 편이지만 절대로 안심해서는 안 됩니다.

아침에 심한 손발의 통증

노인에게 일어나기 쉬운 수족통증에는 특징이 있습니다. 쓰여지는 빈도가 높은 관절을 중심으로 하여 통증이 일어납니다. 동작을 시작할 때 아프며 움직이고 있을 때 점차 통증이 줄어듭니다.

그래서 하루 중 아침이 가장 아픕니다. 통증은 있지만 움직이기 힘든 일은 거의 없고, 그대로 두어도 통증이 없어지는 현상 등이 특싱이라고 발할 수 있습니다.

물론 노화 때문에 생기는 증세뿐 아니라 기타 질병의 경우도 있어서, 열이 나고 가만히 있어도 아픈 증세가 점점 심해시는 경우는 동증의 원인이 따로 있으므로 진찰을 받아야 합니다.

통증에 대한 대책

첫째, 그 통증이 노화의 원인으로 일어난 것인가 아닌가를 결정할 필요가 있습니다. 이럴 때는 자가 진단보다는 의사와 상담을 하는 것이 좋습니다. 그래서 진단은 의사에게 맡기기로 하고 여기서는 조치를 하는 데 필요한 사항만 설명합니다.

가장 먼저 할 일은 아픈 곳을 무리하게 쓰지 않는 일입니다. 그러기 위해서는 몸을 쉬고 아픈 곳을 붕대로 고정시켜서 국소 안정을 확보합니다. 또 통증은 그 장소에 충혈이 일어나서 생기는 경우가 많기 때문에 붕대와 함께 냉습포를 하고 통증을 멈추게 합니다. 이와 같이 응급 처치를 하고 난 다음에는 따뜻한 물로 목욕을 합니다. 될 수 있으면 따뜻한 물(소금을 조금 넣으면 더욱 좋음)에 잠기듯 목욕하는 것이 좋습니다.

통증을 멈추게 하는 데에는 아스피린도 좋습니다. 빨리 치유하려면 특히 최초의 3일간을 꼼꼼히 관리해야 합니다. 대부분의 통증은 2~3주간이면 낫습니다.

더욱 좋은 방법은 아프지 않게 하는 것입니다. 그러기 위해서는 운동을 해야 합니다. 이상적인 운동은 온

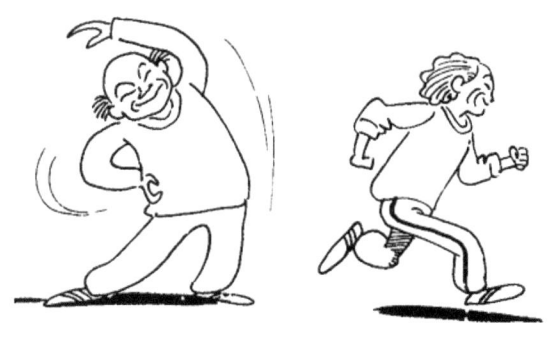

[그림 33] 아프지 않고 건강하려면 운동을!

수풀(수영장)에서 수영을 하는 것이며, 30분 정도 가볍게 뛰거나 걷는 것을 일과로 하는 것도 좋습니다. 라디오 체조나 자기식의 체조도 무방합니다. 단지 중요한 것은 그 운동의 목적을 잘 기억하고 그것을 명심해야 한다는 점입니다.

목적의 근본은 그 통증이라는 증상이 노화라는 연령적으로 피할 수 없는 현상으로 생기기 때문에 노화하지 않도록 힘쓰는 운동을 하는 것입니다.

나이가 들면 골질되기 쉬운 곳이 세 군데입니다. 어깨죽지, 손목, 허벅지의 뿌리이고, 한 군데 더 첨가한다면 빌바닥의 바깥쪽입니다. 그러나 직딩한 운동을 꾸준히 하면 방지할 수 있습니다.

19. 치아 건강

치아 건강은 활력의 근원

우리가 말하는 오복(五福)에 치아가 속해 있습니다. 그 만큼 치아는 옛날부터 복으로 여겨져 왔습니다. 사람이 평생을 살면서 3가지 즐거움을 느낀다고 했는데, 죽는 순간까지 가지고 있는 게 음식에 대한 즐거움이라고 합니다. 음식의 즐거움을 끝까지 맛보기 위해서는 무엇보다 치아가 건강해야 합니다.

치아가 건강한 사람은 젊게 느껴집니다. 활력을 느끼게 하는 사람, 호감을 주는 사람은 눈이 반짝거리고 치아의 청결함과 아름다움이 인상적인 사람입니다. 그러나 노인이 되면 대개 의치를 합니다.

고령자가 사람들로부터 사랑을 못 받는 이유 중 하나는 의치가 불결하고 입 냄새가 나기 때문입니다. 깨끗하지 못한 치아, 잇몸의 고름, 흔들리는 치아로 인한 불쾌한 느낌 등은 때로는 혐오감마저 줍니다. 치아의 오염, 좋지 않은 치아에 입 냄새, 이것은 남에게는 물론 자기 자신에게도 불쾌한 것입니다.

외관상의 문제일 뿐 아니라, 건강한 신체를 유지하기 위해서나 자기 자신의 활력을 얻기 위해서 치아의 건강이 중요하다는 것은 재삼 설명할 필요는 없습니다.

현대 치과의학의 수준이 높고 치아에 대한 관심도 높아졌습니다. 통계에 의하면 자신의 치아 건강상태에 만족하고 있는 사람은 적습니다. 꽤 많은 사람들은 이가 시리고, 씹으면 아파서 견딜 수 없고, 이를 닦을 때 피가 나고, 의치가 불편하여 씹기 힘들다는 증상을 호소하고 있습니다.

충치, 치조농루 등

치구(齒垢)와 이 닦기

입 속의 5대 질병은 충치와 치주병(치육염, 치조농루

등)입니다. 이들 질병은 칫솔질이 불완전해서 이에 묻은 치석 속에서 생활하고 있는 많은 세균에 의해서 생깁니다. 즉, 치구는 모든 병의 근원이라 해도 과언이 아닙니다.

이를 닦는다는 것은 입 속을 청결하게 하는 목적뿐 아니라 염증을 일으키는 잇몸을 치료하는 효과가 있어, 철저하게 닦으면 입 속의 5대 질환을 예방하여 치아의 건강을 유지하고 수명도 길어집니다.

이를 닦을 때는 젊었을 때와 상태가 많이 달라 TV에서 보여 주는 획일적인 이 닦기 방법으로는 치석을 완전히 제거하기 힘듭니다. 예컨대 이가 빠져 있어 하나, 둘 고립된 상태의 이(그림 35)는 보통의 방법으로는 닦기 힘듭니다. 칫솔의 크기도 보통 크기의 칫솔로는 힘듭니다. 치과의 치과위생사로부터 알맞은 칫솔질 방법을 지도받도록 해야 합니다.

충치

고령자 충치의 특징은 이의 표면보다는 치경부(그림 34)와 인접면(그림 35)의 충치입니다. 매일 이를 닦는다고 말하는 사람이라도 잇몸에 접한 부분 및 치간을 잘

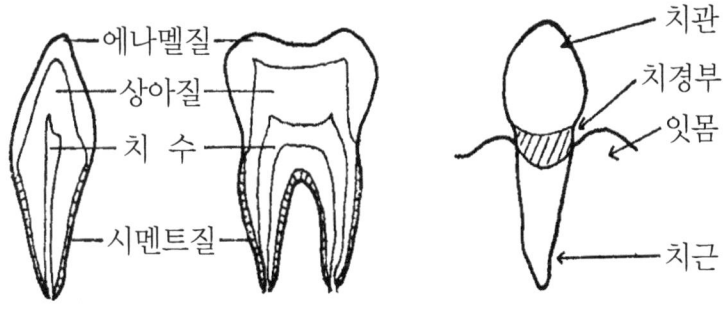

[그림 34] 치아 각부의 명칭

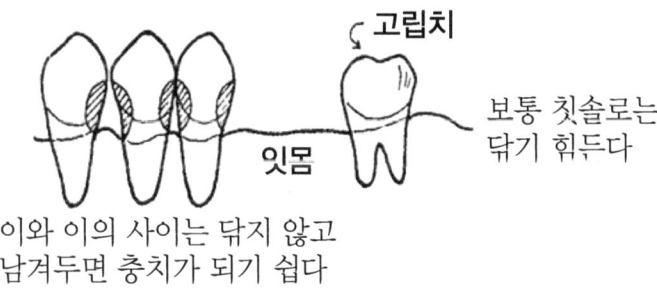

[그림 35] 인접면 부식(충치)과 고립치

닦는 사람은 적고, 표면을 닦는 것에 불과한 사람이 많기 때문에 앞에서 설명한 치경부나 인접면은 치구가 단단히 부착된 그대로 있습니다. 따라서 충치나 치조농루를 일으키는 세균의 온상이 되고 있습니다.

고령자 충치의 또 하나 특징은 동증이 적나는 것입니다. 그것은 충치가 서서히 신행되기 때문이기노 하지만 신경과 혈관이 들어 있는 치수가 가늘어지기 때문입니다. 이는 매일 쉬지 않고 혹사당하기 때문에 충치나 치면에 금이 가는 것에 대하여 생체방어작용으로 젊었을 때 굵었던 치수가 가늘어지는 것입니다.

또 충치의 치료에서는 치수가 이미 빠진 치아도 많으므로 통증을 거의 느끼지 못해 보철을 했거나 둘러씌웠던 치아는 충치가 많이 진행되어서야 알게 됩니다. 이러한 때는 늦은 감이 있다고 생각합니다.

이가 부러져서 오는 환자 중 많은 노인들은 충치 때문에 옵니다. 즉, 상아질이 충치가 되어 이의 실질 부분이 허물어져서 어느 날 갑자기 부러지고 만 것입니다.

치주병

중·노년이 되면 많은 사람이 치주병에 걸립니다. 치주병은 이를 지원하는 조직인 잇몸, 치근막, 치조골의 질병입니다. 아파서 못 씹는 원인은 다음에서 말하는 변연성 치주염과 근첨성 치주염으로 인한 것이 있습니다.

① 변연성 치주염

일반적으로 치조농루라고 말하는데, 잇몸으로부터 출혈하거나 고름이 나오거나 이가 움직이거나 움직여

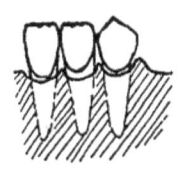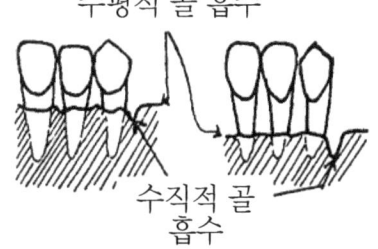

수평적 골 흡수

수직적 골 흡수

정상적인 치조골　　　　중기의 치주염　　말기의 치주염

[그림 36] 변연성 치주염(치조농루)에 의한 치조골의 흡수

서 씹을 수 없는 증상 등을 가지고 옵니다.

치구나 치석이 있으면 그것이 잇몸에 만성자극이 되어 치육염이 되고, 더욱 악화하여 치조농루로 되어 잇몸으로부터 출혈하며 고름이 나옵니다. 그리고 치조골이 수평과 수직으로 흡수되므로 지지력이 약해져 흔들리기 시작합니다.

그림 36은 변연성 치주염의 진행에 따른 치조골의 흡수상태를 나타내는 것입니다. 건강한 치아에서는 상하를 물었을 때 60kg의 압력을 견디던 것이, 치주염 때문에 점차 씹는 힘이 저하합니다.

시리거나 들뜨는 증상은 충치로 인한 것도 있지만, 치주염 때문에 치근막과 치조골의 염증이 원인이 되는 경우도 흔합니다.

② 근첨성 치주염(치근막염)

근첨성 치주염이란 치수에 감염된 세균이 치조막과 치조골까지 세력을 확대한 것으로 치조골을 침식하고 선단에 치근육아종(그림 37)을 만들어 때로는 잇몸에 농양을 형성합니다. 커지면 치근낭포가 됩니다.

치성 병소 감염

변연성, 근첨성 치주염이 있으면 거기에 있던 세균은 혈관이나 임파선을 통해서 전신의 장기에 감염합니다. 예를 들면 심장이나 관절에 감염하여 심내막염이나 류머티즘의 원인이 되기도 합니다. 편두통, 견비통이 치아 치료를 하므로 소실되는 경우가 있는데 이것은 구강 내의 질병이 몸의 다른 부분에 영향을 주고 있는 단적인 예입니다.

나이가 들어 여러 가지 질병을 가지게 되면 그 원인이

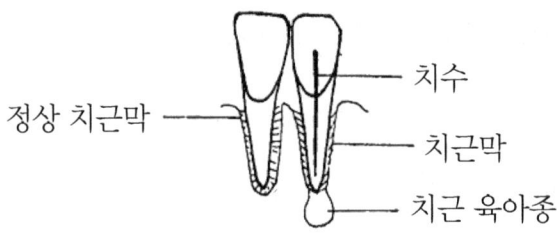

[그림 37] 치근육아종(齒根肉芽腫)

치아에 있을 수 있다는 가능성을 항상 생각해야 합니다.

턱 관절증

입을 열면 턱의 관절에 통증이 오기도 하고 때로는 소리가 나기도 합니다. 머리가 아플 때도 있습니다. 이 증상을 턱 관절증이라 합니다. 치아는 매일 쉬지 않고 씹어야 하므로 본래의 이나 인공치아가 달아서 생길 수도 있습니다. 또 씹을 때 상하의 결합이 불량해서 의치를 낄 때와 뺄 때 일어나는 증상입니다. 빠진 이가 있거나 치주염 등으로 흔들리면 씹기는 더 불편해집니다.

잘 씹기 위해서는 구치부가 튼튼하지 않으면 안 됩니다. 앞니는 보이는 곳이니까 잘 치료하고 입 안 깊숙한 곳은 보이지 않으니 방치해도 된다고 생각하면 안 됩니다. 안쪽에 있는 치아일수록 그 사람의 일생에 중요하며, 어금니는 양질의 치료가 필요합니다.

의치

달거락 소리를 내는 의치, 부서진 대로 쓰고 있는 의치, 즉 적합 불량의 의치는 남은 치아를 동요케 하고, 잇몸을 상하게 하며, 더 나아가서는 턱뼈의 흡수를 촉진합니다. 턱뼈가 흡수된다는 것은 외견상 잇몸의 둑이 낮아진다는 것으로 의치의 접합을 더욱 나쁘게 하는 원인이 됩니다. 오염된 의치는 세균의 온상이 되므로 잘 닦아야 합니다.

건강한 치아가 인생을 즐겁게 한다

치아가 나빠지는 것은 연령 때문이라고 체념하는 것은 이른 생각입니다. 치아가 나쁘기 때문에 어쨌든 부드러운 음식에만 손이 간다는 것은 치아에 대한, 또 치과의료에 대한 인식부족 때문입니다. 양질의 치과의료를 받아가면서 자기 간호를 위해 깨끗이 닦고 건강한 생활을 즐기기 바랍니다.

20. 가려움증(소양증)

피부의 역할과 생리에 대한 간단한 설명을 하고자 합니다. 피부는 우리 몸의 겉을 싸고 있어서 외부의 모든 자극으로부터 체내의 중요한 내장을 보호하며, 체내 이상은 피부의 신호로 알 수 있습니다.

그림 38은 피부의 간단한 확대 그림입니다. 피부는 크게 표피, 진피, 피하조직으로 나누어집니다. 그 외에 모발, 땀샘(아포크린선), 피지(기름)를 내는 선, 손톱 등의 부속기관이 있어 이것도 포함하여 피부과 대상으로 삼습니다.

성인의 경우, 피부의 총면적은 1,600㎠, 무게는 약 3kg이라고 합니다. 피부에서 느낄 수 있는 것은 압력,

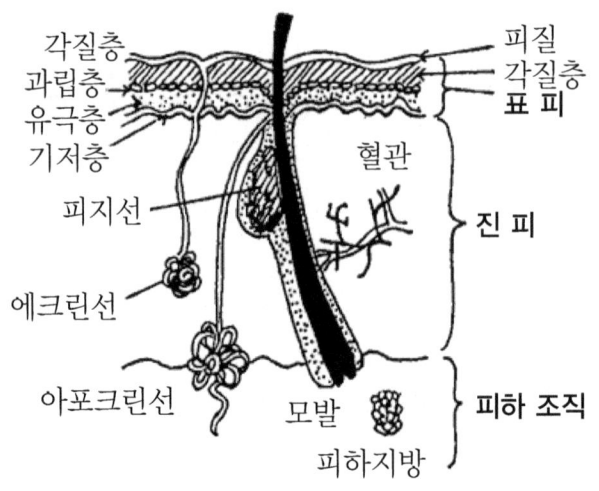

[그림 38] 피부의 구조

열, 냉증, 통증, 촉감의 5가지와 아프다고까지는 느껴지지 않는 가벼운 자극, 즉 가려움입니다.

피지는 피부를 매끄럽게 하고 몸의 나쁜 액체를 털어 내보내며 땀을 증발시켜 기화열에 의해서 체온조절역할을 해냅니다. 그리고 그림 38에는 나와 있지 않지만 멜라닌 색소가 있어 대기로부터 오는 자외선을 적당히 차단합니다. 물론 인구 과밀 도시에서는 스모그 때문에 인체에 도달하기 전에 자외선의 대부분이 차단되고 맙니다.

피부에 나타나는 노화현상

나이가 들면 몸의 각 부분에서 노화현상이 일어나는데, 피부는 생체의 모든 병적, 생리적 변화를 반영하는 부분이기 때문에 생체노화의 징조는 피부에 가장 먼저 일어납니다.

개인차는 있지만 피부의 노화는 30세 전후부터 나타나기 시작해서 먼저 피하 지방층이 얇아지고 주름이 늘어납니다. 그리고 빛(광택)과 탄력도 없어지고 기미가 늘며, 한선(汗腺)도 노화되어 땀의 양이 적어집니다. 이렇게 되면 피부는 수분을 잃어서 거칠어지고 작은 자극에도 가려움을 동반합니다. 여기까지 피부의 노화현상이 진행되면 윤기 있었던 피부에 대한 향수를 느끼게 됩니다.

그 외에 피부의 노화현상으로는 백발이 많아지거나 몸의 털 색깔이 엷아지고, 손톱이 얇아지면서 연해져 부서지기 쉽습니다. 피부의 부드러운 곳(목)에 노화성 사마귀가 생깁니다. 나이가 들어도 젊게 보이는 사람은 피부의 광택이 싱싱해보이기 때문입니다.

가려움의 세 가지 종류

외부로부터 자극

화장품, 염색 등으로 피부가 잘 헐거나, 벌레에 물려서, 또는 자극을 일으켜서 오는 가려움이 있는데 이것은 그 부위의 외견으로 알 수 있습니다.

병으로 나타나는 피부의 변화

이것에는 간장, 담도 계통의 질병 때문에 생기는 황달이 있어 가렵습니다. 두드러기도 이 항목에 넣어야 합니다. 두드러기는 초기의 10일 정도에서 충분한 치료를 받아 고쳐두지 않으면 몇 년이고 걸리는 수가 있습니다.

노화로 인한 가려움

피부는 수분부족에 따라서 거칠어지며, 작은 자극에도 가려워합니다. 내의는 순면이 좋고 정전기가 쉽게 일어나는 합성섬유나 털옷이 직접 피부에 닿지 않도록 착용해야 합니다.

가려움은 온도의 변화에 따라서도 생깁니다. 일반

적으로 온기가 있으면 가려워진다고 합니다. 겨울 아침 실내 온도가 내려가기 시작하면 가려울 수도 있습니다.

또 목욕탕도 뜨거운 탕을 피해 38° C 정도의 탕에 들어가는 것이 좋습니다. 기미나 사마귀가 가려움증을 더하기도 합니다.

장년기 이후(40세 후반부터)에 가려움을 느끼게 될 때는 그때까지의 생활양식, 직업, 현재의 질환 때문에 사용하고 있는 약 등을 조사해보아야 합니다. 어쨌든 가려우면 피부과나 내과 의사에게 진찰을 받도록 합니다.

21. 치매와 우울증

　나이가 들면 여러 가지 신체의 작용이나 정신운동
이 쇠퇴해갑니다. 이것을 노화(나이 탓)라고 합니다. 그
러나 나이 탓이라고만 말할 수 없는 이상한 상태가 나
타나는 경우가 있습니다. 이것이 병입니다.

　그러나 정신에 대해서는 정신장애라고 말하는 것이
이해하기 쉬울 것입니다. 정신장애는 정신병이라고 하
는 것보다 의미가 넓고 여러 가지의 이상한 증세를 포
함시켜 말합니다.

　사람은 누구나 죽습니다. 그중에서 5%가량이 노화
로 인해 자연사합니다. 그러나 95%의 대다수 사람들
은 질병으로 사망합니다. 통계자료에 의하면 대부분의

사람은 반드시 질병을 통해서 죽게 된다는 것입니다.

여기서 지금 자신에게 일어나고 있는, 또는 가까운 주위 노인에게 일어나고 있는 상태(증상)가 '나이 탓'인가 '질병 탓'인가를 구분해야 합니다. 이것은 쉬운 일은 아닙니다. 특히 정신장애가 되면 상당히 어렵습니다. 이상한 상태가 심해지면 누구의 눈에도 이상하게 보이므로 의사에게 가야 하지만, 아주 작은 이상은 감지하지 못한 채 넘어가고 맙니다.

치료를 위해서는 초기상태기 기장 중요한 시기이며, 이때를 놓치면 노력해도 효과가 적습니다. 따라서 될 수 있으면 조기 발견하여 대응하는 것이 좋습니다.

정신장애에 대해서 노인성에 관한 것을 생각할 때 신체 이상과는 관계없이 40~65세까지를 초기라고 하고 65세 이상을 노년기로 생각하는 것이 보통입니다. 치매도 40세부터 시작하는 사람도 있습니다.

일반적으로 노인의 다수에게 현재 사용하고 있는 지능검사를 해보면 다음과 같다고 명예 의학박인 니쿠나호타케는 말합니다.

① 지능의 종합성적은 20세 전후를 정점으로 하여 그 이후 연령과 더불어 쇠퇴한다.

② 지능의 종합성적은 50세는 14세 전후, 60세는 11세 전후와 거의 같고, 70세 이상에서는 10세 이하로 떨어진다.

이것은 어디까지나 지능 테스트상의 결과입니다. 노인의 지능은 쇠하지 않는 기능과 아주 쇠하는 기능이 있습니다. 잘 보전되어 있는 기능은 상식, 판단능력, 오래된 기억의 유지(옛날 것은 잘 기억하고 있습니다) 등이고, 많이 쇠하는 기능은 지각력의 정확 정도, 기억력, 학습능력, 분석능력 등입니다(새로운 것에 대한 기억력이 나빠집니다).

그래서 지능의 노쇠에는 개인차가 심합니다. 지능저하의 속도 정도는 심한 개인차가 있어, 중년 이후가 되어도 지능의 쇠퇴를 전혀 인정할 수 없는 사람도 있습니다.

치 매

치매란 정상적인 일상생활을 유지하던 사람이 나이가 들어서 뇌에 발생한 각종 질환으로 인하여 여러 인지기능을 상실하고 이로 인하여 일상생활조차 수행할 수 없게 되는 경우를 말합니다. 그러나 일상생활 중에서 사소한 일들을 잊어버리는 경우가 있습니다. 나이가 들면서 뭔가 잊어버리는 일이 잦아지는데 이것은 양성노인성건망증입니다. 치매는 이러한 건망증과는 큰 차이가 있습니다.

나이를 먹으면 대부분 지적능력이 쇠퇴합니다. 하지만 단순한 기억장애도 치매로 발전할 수 있으므로 기억력에 문제가 있는 경우에도 반드시 검사를 받아야 합니다. 특히 건망증이 갈수록 심해지거나 판단력이 떨어졌다면 치매의 가능성이 높습니다.

치매라는 말은 일반적 표현으로 그 대상이 되는 범위는 넓고 쓰는 사람에 따라서 한결같지 않다는 느낌을 줍니다.

건망증	치매
사건의 세세한 부분만 잊는다.	사건 전체를 잊는다.
귀띔을 해주면 금방 기억한다.	귀띔을 해주어도 기억 못 한다.
기억력에 문제가 있다는 것을 인정하고 메모 등으로 기억력을 보완한다.	본인의 기억력에 문제가 있다는 깃도 모르거나 인정하지 않는다.

치매의 종류

알츠하이머

치매를 일으키는 원인 중에서 가장 흔한 것으로 알츠하이머형 치매가 있습니다. 알츠하이머병은 건깅하던 뇌세포들이 죽어서 신경전달 물질인 아세틸콜린이 감소되어 기억력, 언어기능, 판단력이 상실되고 성격이 변화되어 결국에는 스스로 돌볼 수 있는 능력을 상실하는 질환입니다.

알츠하이머병은 나이가 많아질수록 걸릴 위험성은 커집니다. 65세 이상의 연령층에서는 10명 중 1명이 걸리지만, 85세 이상에서는 10명 중 4명이 걸릴 수 있습니다. 그러나 가족 중에 이 병을 앓은 경우가 있다면 중·장년층에서도 발병할 수 있습니다.

알츠하이머에 대한 진찰은 숙련된 의사가 여러 검사과정을 통하여 치료가 가능한 질환에 의한 치매인지, 알츠하이머성 치매인지를 확인합니다. 혈액검사, 요검사, 흉부방사선검사, 심전도 뇌파검사 및 자기공명검사와 유전자검사와 양전자 방출 단층촬영술(PET)을 이용하여 초기의 알츠하이머병 환자들을 보다 정확하게 진단할 수 있습니다. 그러나 정확한 확진은 환자가 죽은 후 사후부검을 통한 뇌조직 검사에 의해서만 가능합니다.

알츠하이머병을 완벽하게 치료할 수 있는 치료방법은 없습니다. 그러나 다음과 같은 치료를 통해 많이 개선되고 있습니다.

첫째, 인지기능과 연관되어 병의 증상을 완화시키거나 진행을 둔화시키는 약물들이 최근에 개발되었습니다. 이 약들은 아세틸콜린의 농도를 높여주는 기능을 가지며, 초기에 사용하면 진행을 감소시키는 것이 입증되었습니다.

둘째, 환자가 가지고 있는 문제의 행동증상을 밝혀내어 약물치료를 통해서 완화시킬 수 있습니다.

혈관성치매

혈관성치매란 뇌혈관질환에 의해 뇌 손상이 누적되어 나타나는 치매를 말합니다. 위험인자로는 고혈압, 당뇨병, 고지혈증, 심장병, 흡연, 비만 등이 있습니다. 그중에서도 고혈압이 가장 무서운 위험요소입니다.

정상적인 혈관벽은 투명하고 부드러운데 고혈압이 오래 지속되면 혈관벽이 두꺼워지고, 혈관이 좁아져 결국 막히거나 터지게 되면 반신불수, 언어장애 등 눈에 보이는 장애가 나타나고, 뇌경색이 반복될 경우 다발성 뇌경색성 치매가 발생하게 됩니다.

이에 반해 작은 혈관이 손상되면 손상되는 뇌 세포의 양이 소량이기 때문에 눈에 띄지 않게 되고 이런 변화가 누적되어 결국 소혈관성치매에 이르게 됩니다.

혈관성치매에 대한 의사의 소견들을 열거해보겠습니다.

- 치매나 인지장애가 갑자기 발생했다.

- 치매나 인지장애가 때에 따라 변동한다.
- 발음장애가 있다.
- 물을 마시거나 음식을 먹을 때 사레가 자주 들린다.
- 얼굴이 삐뚤어진 적이 있다.
- 한쪽 팔, 다리에 마비가 있다.
- 과거에 뇌졸중을 앓은 적이 있다.
- 걸을 때 보폭이 작고 질질 끌린다.
- 자세가 구부정하다.
- 얼굴표정이 감소되었다.
- 말을 걸지 않으면 말을 하지 않고, 말수가 줄었다.
- 하루종일 누워서 잠만 자려고 한다.

혈관성치매는 초기에 발견하면 더 이상의 진행을 막을 수 있고, 완전히 회복되기도 합니다. 우리의 경우 다른 나라보다 혈관성치매가 많이 분포하기 때문에 그 중요성을 강조하지 않을 수 없습니다.

진단방법은 알츠하이머와 같으며, 여러 검사를 통하여 혈관성치매인지 다른 원인에 의한 치매인지를 확인하게 됩니다. 치매증상이 있으면서 신경학적 검사상 이상소견이 있고, 뇌 촬영상 이상 소견을 뒷받침할 수 있으면 확진할 수 있습니다.

특히 고혈압 환자인 경우 신경학적 이상소견이 있고 기억장애 등 사고력의 저하가 의심될 때는 일단 혈관성치매의 가능성을 생각하고 치매 전문병원을 방문하거나 뇌 자기공명영상촬영을 실시하도록 합니다. 혈관성치매의 치료는 좁아진 혈관을 뚫어주고, 심장에 이상이 있는 등 혈관성 기능저하인 경우에는 약물을 투여해서 치료합니다.

노망(노인 치매)

노망이란 사물을 외는 것(기명), 기억유지(기억력)가 안 되어 바로 잊어버리는 것입니다. 심해지면 방금 밥을 먹고도 잊는 수가 있습니다. 오늘이 몇 월, 무슨 요일, 몇 시쯤 되었는지, 자신이 지금 어디 있는지, 여기가 집인지 병원인지, 상대가 누구인지, 남편(또는 아내), 자식(아들, 딸)인지, 의사나 간호사인지 구분이 안 됩니다.

자각을 못 하며(보자마자 잊어버리거나, 전혀 생각이 안 남) 여러 가지로 사물을 판단하는 힘이 쇠하고 계산하는 능력이 나빠집니다. 이런 증세를 간단히 알아내려면 수학에서 빼기를 해보면 됩니다. 그리고 사물을 이해하는 능력이 나빠지면 혹시 노망이 아닌가 의심할 필요가 있습니다.

노망은 급히 일어나는 게 아니라 서서히 시작하여 점진적으로 진행하는 것이 특징입니다. 노망이 심하면 소위 '황홀한 인간'이 되고 맙니다. 처음에는 사물을 잊어버리는 일이 눈에 띄게 심해집니다. 특히 최근에 일어난 일을 잊고 그날 일을 모두 잊기도 합니다.

더 나아가서 시간이나 장소의 짐작도 없어지고, 집에 있으면서도 "자, 시간이 되었으니 집으로 가야지." 라고 말하기도 합니다. 가족의 이름이나 얼굴을 잊고, 기억이 없어진 것을 감추기 위해 그 자리에서 아무 말이나 만들어하기도 합니다. 심지어 남편의 얼굴을 잊어버려 모르는 남성이 집에 있다고 말합니다. 의사와 상담하는 중에 "내가 누구인지 아십니까?" 하고 물으면 "아니, 모르는 사람이야. 이웃 사람이겠지." 등 헛소리 비슷한 말을 합니다.

또 계산력, 판단력, 이해력도 나빠집니다. 매일 만나는 사람과의 대응이나 예의 등은 잘 지키지만 점차 인격이나 행동도 변화하여 옷차림이 말이 아니며, 수치심이 없어지고 어리석은 말을 서슴지 않습니다.

남 앞에서 외설적인 짓을 하거나, 방 안에서 실례를

하고도 별일 아닌 것처럼 행동합니다. 책망을 하면 "나는 모른다. 누가 이런 짓을 했냐?"고 말합니다. 남의 물건을 서슴지 않고 가져가기도 하고, 가스나 전깃불을 내내 켜놓기도 합니다. 섬세한 감정과 도덕성이 둔해지고 때로는 도둑질을 하기도 하며 불장난을 하다가 불을 내기도 합니다.

 의사가 권하는 한마디

치매가 걱정되십니까? 아래 30개 문항 중에서 평소 반복적으로 나타나는 증상을 체크해보십시오.

1. 전화번호나 이름을 기억하기 힘들다.
2. 어떤 일이 언제 일어났는지 기억하지 못할 때가 있다.
3. 며칠 전에 들었던 이야기를 잊는다.
4. 오래 전에 들었던 이야기를 잊는다.
5. 일상생활에 변화가 생겼을 때 금방 적응하기 힘들다.
6. 중요한 것을 잊을 때가 있다. 배우자 생일, 결혼기념일 등.
7. 다른 사람에게 이야기를 반복할 때가 있다.
8. 어떤 일을 해놓고도 잊어버려서 다시 반복한 적이 있다.
9. 약 먹는 시간을 놓치기도 한다.
10. 여러 가지 물건을 사러갔다가 한두 가지를 빠뜨리기도 한다.

11. 가스 불 끄는 것을 잊거나 음식을 태운 일이 있다.

12. 남에게 같은 질문을 반복한다.

13. 어떤 일을 해놓고도 했는지 안 했는지 다시 확인해야 한다.

14. 물건을 두고 다니거나, 가지고 갈 물건을 놓고 간다.

15. 하고 싶은 말이나 표현이 금방 떠오르지 않는다.

16. 물건 이름이 금방 생각나지 않는다.

17. 개인적인 편지나 사무적인 편지를 쓰기 힘들다.

18. 갈수록 말수가 감소되는 경향이 있다.

19. 신문이나 잡지를 읽을 때 줄거리를 파악하지 못한다.

20. 책을 읽을 때 같은 문장을 여러 번 읽어야 이해가 된다.

21. 텔레비전에 나오는 이야기를 따라가기가 힘들다.

22. 자주 보는 친구나 친척을 바로 알아보지 못한다.

23. 물건을 어디에 두었는지 찾게 된다.

24. 전에 가본 장소를 기억하지 못한다.

25. 방향 감각이 떨어졌다.

26. 길을 잃거나 헤맨 적이 있다.

27. 물건을 항상 두는 장소를 망각하고 엉뚱한 곳에서 찾는다.

28. 계산능력이 떨어졌다.

29. 돈 관리를 하는 데 실수가 있다.

30. 과거에 편안히 쓰던 기구 사용이 서툴러졌다.

　위 30개 질문 중 체크가 20개 이상이면 전문의에게 진단을 받아 자신을 점검하는 것이 좋습니다.

'치매를 예방하려면 고스톱을 쳐라!' 소문처럼 떠도는 고스톱 얘기는 전혀 근거가 없는 것은 아닙니다. 종합적인 지적능력을 요구하는 놀이는 치매예방에 좋습니다. 그런데 치매예방을 위해서 이 고스톱보다 더 좋은 방법들이 있습니다. 전문가들이 권하는 8가지 수칙만 지켜도 치매는 피해갈 수가 있습니다.

1. 식사는 80%만

치매는 노화로 인한 퇴행성 질환입니다. 가능하면 노화를 늦추는 것이 치매 예방법 중 하나입니다. 맘껏 배불리 먹고 오래 산다는 얘기는 못 들어보셨죠? 식사는 자신이 먹을 수 있는 양의 80% 정도로 제한하는 것이 치매예방의 제1수칙입니다.

2. 술은 적당히

술! 제대로 알고 마시면 약, 잘못 마시면 독이라고 합니다. 술을 잘못 마셨을 경우 치매에 걸립니다. 알콜성 치매도 있습니다. 술잔을 채울 때마다 치매를 떠올려보십시오. 아마 잔을 가득 채우기는 힘들 것입니다.

255

3. 젊을 때부터 운동을

적당한 운동은 대부분의 퇴행성 질환에 효과가 있습니다. 나이가 들수록 신체기능이 떨어지는 것을 막을 수 있고, 또 신체기능을 발전시키기도 합니다. 지금 하는 운동이 현재의 자신을 매력적으로 보이게 하고, 또 치매예방이 된다고 생각하면 더 신이 날 것입니다.

4. 노후에 할 일 준비

몸과 마음이 한가하다 못해 무료하다면 치매가 올 수밖에 없습니다. 지금부터 정년 후의 인생계획을 세워두십시오. 무엇을 배우거나, 여행을 하거나, 봉사활동 등 구체적인 계획표는 치매와 가까워지는 것을 막아줍니다.

5. 친구 사귀기

나이가 들수록 친구가 없어집니다. 바쁘게 사느라 소원해졌던 친구들과 연락하는 것도 좋겠고, 또 새로운 친구를 만나는 것도 좋습니다. 여가를 함께 즐길 여러 그룹의 친구는 생활을 풍요롭게 합니다. 그리고 타인과의 즐거운 관계 속에 있을 때는 치매를 피해갈 수 있습니다.

6. 몸가짐에 신경을

자신의 몸가짐이 흐트러지는 걸 용납할 수 있는 상태는 위험합니다. 치매는 옷깃에서 시작된다는 말도 있습니다. 타인의 눈을 의식하는 정도의 몸가짐에 신경을 쓰십시오.

7. 난청과 시력장애 치료

나이가 들면 자연히 귀가 어두워지고, 눈도 나빠집니다. 자연스러운 노화를 어떻게 막을 수 있겠습니까? 그렇지만 이런 증상들은 치매를 일으키는 원인이 될 수도 있습니다. 보청기를 끼든, 백내장 수술을 하든 이런 증상은 빨리 고치는 것이 좋습니다.

8. 새로운 유행에 민감할 것

유행을 젊은 사람들의 전유물이라고 생각한다면, 여러분의 한쪽 발은 치매 쪽으로 향하고 있습니다. 새로운 음악, 유행어, 새로운 게임에 관심을 가지십시오. 새로운 정보를 항상 접하고, 알려고 노력하는 것은 뇌 운동에도 도움이 됩니다.

섬망

　노인의 특징 중에 하나로 의식장애를 들 수 있는데, 이것을 섬망이라고 합니다. 이것은 치매와 혼동할 수가 있는데, 의식이 흐릿해지는 것으로 비교적 급히 또는 돌연히 일어납니다. 그리고 빨리 낫기 때문에 치매와 구별됩니다. 따라서 대응을 제대로 해야 합니다.

　노인이 신체적 질병에 걸렸을 때 병상의 위치를 자주 바꾸면 갑자기 불안해져서 떠들기도 하고, 흥분해서 잠을 이루지 못하며, 불안증상을 나타내기도 합니다. 때로는 누군가가 엿보고 있다고도 하고, 적이 침범해오니 살려달라고도 합니다. 조상들이 왔다고 말해 착각과 환각을 가지고 옵니다. 이 착각이나 환각 때문에 "돈이 없어졌다.", "물건을 잃어버렸다.", "음식에 독을 넣었다.", "나를 죽이려 하고 있다."고 계속 말합니다. 그래서 피해 망상증으로 발전하는 경우도 있습니다.

　특히 밤이 되면 불안해하며 침착성을 잃어 방 안을 돌아다닌다든지, 밖에 나가서 경찰에 보호되기도 합니다. 이것도 섬망의 일종으로 야간배회라고 말합니다. 섬망은 노망과 달리 어디까지나 의식이 흐려서 일어나는 것이므로 방치하지 말고 의사에게 바로 가서 상담하고 치료를 받도록 합니다.

섬망을 일으키는 원인에는 여러 가지 질병이 있습니다. 따라서 정확한 대응이 필요하기 때문에 충분한 검사를 받아 확실한 진단을 받아야 합니다.

우울증

우울증이란 예전에는 젊은 사람들이 앓는 병으로 알려졌고, 유전적인 요인(근원이 되는 신체적, 생물학적 원인)이 있어 발생하는 것(내인성 우울증)으로 생각했습니다. 그러나 최근에는 노인에게도 우울증의 증세가 많고, 우울증이 빈번하게 일어나면서 노인의 우울증 상태가 더욱 주목을 끌게 되었습니다.

특히 노인의 경우 정신적인 장애를 몸의 이상으로 호소하는 일이 많은 것도 하나의 특징입니다. 그래서 자세히 주의하지 않으면 근본적인 원인인 우울증을 발견하지 못한 채 지나가고, 신체적 치료로 끝내는 경우가 있습니다. 이러한 신체증상의 가면을 쓴 경증의 우울증을 가면 우울증이라고 밀합니다.

이 증상으로는 전신 권태감, 식욕감퇴, 두중, 두통,

입 마름, 현기증, 목으로부터 어깨에 걸쳐서 일어나는 압박감이나 긴장감, 가슴의 압박감, 요통, 심계항진, 빈맥, 호흡곤란, 변비, 설사, 복부 불쾌감 등이 있습니다.

우울증의 중심적 증상으로 주의해야 할 것은 다음과 같습니다.

① 기분 변화로 나타나는 억울한 기분-쉽게 말하면 의욕이 떨어지고 힘이 안 나고- 등 어쨌든 생각에만 깊이 잠깁니다. 사물의 결단을 못 내리며 끊고 맺지 못 하는 것 등입니다.

② 사물이 귀찮고 하고자 하는 의욕이 전혀 없습니다. 의욕 억제, 생명력 저하현상입니다. 식욕도 안 나고, 물욕도 없습니다. 모든 것이 구차스럽게 느껴지는 증상입니다.

③ 모든 것이 재미가 없고 음식 맛이 없습니다. 흥미가 일어나지 않으며 살고 싶은 의욕이 없습니다. 즉, 죽고 싶다는 마음뿐입니다.

이상과 같은 증후와 함께 신체에서 일어나는 증상 뒤에 보이지는 않으나 뭔가 숨어 있는 것이 있다고 느껴지면 우울증으로 의심해야 합니다. 노인의 고독감,

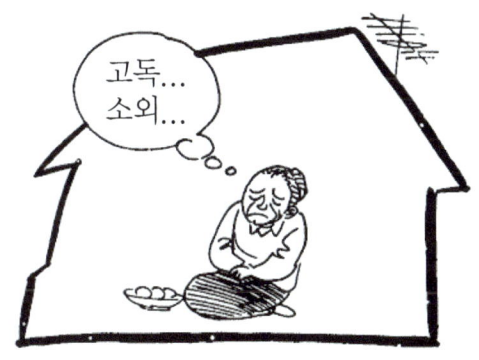

[그림 39] 노인의 고독감, 소외감, 절망감 – 어떻게 극복할 것인가?

사회로부터의 소외감, 적막감은 견디기 힘든 것입니다. 이것을 어떻게 회복할 것인가 하는 것은 사회적으로 큰 문제가 되고 있습니다.

그저 의학, 의료의 목표를 구명에만 초점을 둔다는 것은 더 큰 것을 잊고 있는 것입니다. 세계보건기구(WHO) 전문가의 계산에 의하면 세계인구의 3%는 우울증에 걸려 있다고 합니다. 유병률(어떤 특정한 질병의 특정한 일시에서의 빈도)을 실수로 한다면 1억 명 이상에 해당됩니다. 노인이 증가함에 따라서 이 숫자도 더욱 늘어날 것입니다.

노인이 갑자기 말을 하지 않거나, 이불을 뒤집어쓰고 며칠 동안 누워 있거나, 식사와 말이 줄고, TV를 보지 않으면 크게 주의해야 합니다. 그래서 노인의 경우,

이 우울증 상태와 많이 닮아 있는 악성종양(암이나 육종 같은 질병)이 몸 안에서 발전되고 있는 상태일 수도 있으므로 한층 더 주의하고 가능한 빨리 의사와 상담해야 합니다.

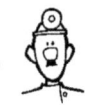 **의사가 권하는 한마디**

노인병 관리(노인병의 특징)

노인병은 성인병이나 생활습관병과 크게 다를 바가 없습니다. 노인은 질병관리는 물론 생활할 때 불편함이나 장애를 초래하는 것을 예방하는 것이 좋습니다. 따라서 노인성 생활 장애에 관하여 구체적으로 측정 또는 점검해보는 것이 필요합니다.

평소 일상생활 ① 목욕하기   ② 옷 입기

③ 대소변 보기 ④ 요실금

⑤ 자리이동하기 ⑥ 식사하기

더 첨가하면 ① 장보기

② 가벼운 집안일 돌보기

③ 스스로 식사 챙겨 먹기

④ 돈 관리

⑤ 전화받기 등을 포함시킬 수 있습니다.

노인병 관리, 더 나아가서 노인건강 관리에서는 다음의 사항들이 강조됩니다.

건강복지를 위해서는

① 성인병 예방

② 은퇴 후에도 일상적인 일을 지속하며

③ 적절한 운동을 꾸준히 합니다. 할 일이 없다고 침대에 누워 있기를 좋아하면 심장질환, 호흡기 질환, 근육, 골격계 등의 질환, 변비 등 위장질환, 비뇨기계 질환 등이 발생합니다.

생활장애의 초기 발견과 관리가 중요합니다.

① 낙상 및 골절예방(노인인구의 약 20~30%가 경험)

② 요실금(방광근육의 약화, 요도감염, 방광의 확장, 요도의 기능 저하 등으로 15~30% 경험)

③ 우울증이나 치매

④ 시력 또는 청력의 감퇴

⑤ 생활의 급변(정년, 사별 등으로)

03

전통의료

SILVER HEALTH CARE

1. 한방(동양의학)

한의학은 서양의학과 대조적인 의학이라 하여 동양의학이라고도 합니다.

중국의 오랜 역사와 문화, 학술이 발달함에 따라 의학도 한시대에 정비되어 우리에게 전래되었고, 일본에는 5세기 중반 신라가 진해주었습니다. 한방은 고대의 중국인이 우주를 중심으로 해서 삼라만상을 대상으로 만든 역철학(음양학설)을 기초로 한 천연의 초근 목피, 동물, 광물 중에서 유효한 것을 가려, 유해한 것은 버리고 개량에 개량을 거듭해서 성취된 것입니다.

한의학의 특성은 증치사상(證治思想)으로 말할 수 있습니다. 현대의학은 여러 가지 검사법에 의해 병명을 진단하게 되며 그 병명에 의하여 약물 또는 수술로 치료합니다. 다시 말하면 병명을 모르면 치료할 수 없다는 것입니다. 그러나 한의학은 병명만 알고는 온전한 치료가 어렵습니다.

즉 폐결핵이나 고혈압에 잘 낫는 약을 요구하는 것은 한방 치료로서는 맞지 않는다는 것입니다. 이렇듯 한의학에서는 서양의학의 병명은 참고 자료가 될 뿐입니다.

이제마의 사상의학에서는 질병보다는 체질구분이 처방에 앞서야 합니다. 한방치료에서는 병명이 대상이 아니라 병에 걸려 있는 환자 개개인이 대상이 되기 때문에 환자의 체질에 따라 처방이 달라집니다.

이러한 사실을 과학적으로 증명하여 이유를 설명하기는 어렵습니다. 단지 오랜 세월의 경험 축적으로 체계를 갖고 있을 따름입니다. '이러한 병상에는 이러한 처방' 이라는 방식이 오늘까지 계승되어왔습니다. 그 치료방법은 전 인체를 치료한다고 여겨집니다.

지금은 여러 가지 노력의 결과 임상실험이 많이 이루어지고 있고, 실제 입증되고 있는 질병도 많습니다. 더욱이 각 계의 연구가 활발해 과학적 입증도 멀지 않았다고 봅니다.

동양의학과 서양의학의 차이점

서양의학은 17세기 과학 발흥기부터 과학적으로 설명된 것으로, 실험실 안에서 실험되고 동물실험으로 증명된 것을 인체에 적용하여 오늘날까지 괄목할 만한 진보를 보여왔습니다. 그래서 어디까지나 분석적, 국부적이고 물리적이므로 인간성이라는 면이 소외되기 쉽다는 점이 있습니다. 약물도, 유효성분 안의 추출물이라든가 그것을 화학 합성한 물질, 더 나아가서 그것과 유사한 화학 약품을 만들어 시험관 속에서 나타난 반응이나 동물 실험으로 증명하고 일정한 임상 실험을 거쳐 유효하다는 것을 증명한 후 실용화하고 있습니다.

그것은 소위 이상적이고 과학적으로 가장 잘된 것인데, 많은 환자에게 그 약을 복용시켜 일률적으로 사용합니다. 그러면 그중 몇 %는 부작용(유해 작용)이 나타납니다.

그런데 한방은 모든 것이 과거 수천 년에 걸쳐 인체 실험에 의해 배제되어있었기 때문에 한방에서 말하는 '증(한방의 처방은 처방마다 사용하는 증상의 조건에 따라

규정되어 그 필요한 조건을 증이라 합니다)' 만 틀리지 않으면 효과는 확실하다는 것입니다.

또 한방에서는 환자를 볼 때 전체적으로 보고 치료하기 때문에, 물질만으로 치료하는 일은 없습니다. 단지 그 발생이 과학적으로 발달한 것이 아니라 경험적 실증이기 때문에 기정사실을 과학적으로 추구하여 실증하는 일이 이들의 연구 과제라고 할 수 있습니다. 그렇다고 해서 비과학적이라는 것은 아니고 미(未)과학적이라고 말할 수 있습니다.

이상과 같이 긴 세월의 경험적 인체 실험 결과로부터 물건 보는 법, 생각하는 법에는 존중할 만한 것이 있습니다. 현재 서양의학에서 불치라고 하는 질병, 낫기 힘든 질병 등도 의외로 고치고 있습니다.

한방이 잘 듣는 질병

예를 들면 간염, 신장염, 류머티즘, 기관지 천식, 당뇨병, 통풍, 교원병, 신경의 병, 근육이 쇠해가는 병, 알레르기로 온 비염 또는 피부병, 축농증, 뇌졸중, 혈전 등은 한방치료의 효과가 좋은 편입니다. 또 일반적

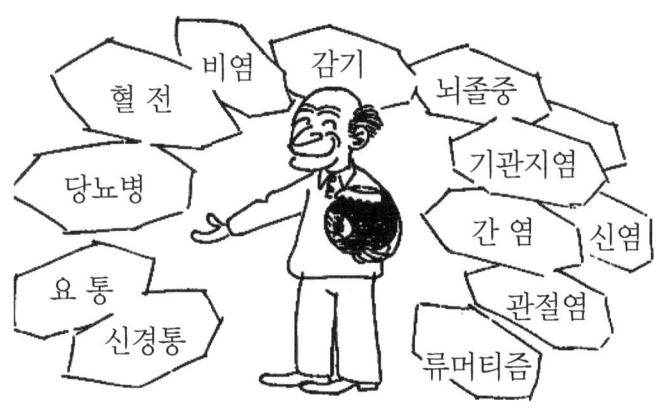

[그림 40] 한방이 잘 듣는 질병

으로 감기, 관절염, 요통, 허리, 두통, 견비통(오십견), 삼차 신경통, 안면신경 마비, 변비, 설사 등도 서양의학보다 빨리 낫습니다.

전체적으로 보면 의료비나 노동능력의 손실을 줄인다는 뜻에서, 그리고 노인에게 특히 자연약인 한방을 쓸 때 순조롭게 잘 낫는 것으로 생각됩니다.

동양의학과 서양의학의 병용

동양의학도 서양의학과 마찬가지로 전능은 아닙니다. 그래서 질병에 따라서 골라 쓰든지, 때로는 병용할 필요가 있습니다. 의학과 의료는 하나입니다. 생명존중이라는 이념에 대해서는 동서의 구별은 없습니다. 이러한 뜻에서 동양의학의 우수한 면을 현대 서양의학에서 접목시켜 의료에 도움이 되게 하는 것이 대단히 중요합니다.

2. 침·뜸

일반적으로 노인병의 특징은 긴 세월 동안 노화가 진행되었기 때문에 역방향 곧 젊어지는 방향으로 변화한다는 것은 어려우며 고치기 힘들다고 생각하기 쉽습니다. 의사나 가족, 또 본인도 그렇게 생각해서 결국 '아무것도 하지 않는' 상태로 포기하는 것은 매우 유감스러운 일입니다. 동양의학의 침과 뜸의 자극요법은 노인들의 치료에 좋은 길꾀기 있다고 알려져 있습니다.

동양의학의 침이나 뜸을 이해하려면 먼저 우리 몸에 경락과 경혈이 있다는 것을 알아야 합니다. 이는 오랜 역사와 경험을 통하여 질병이 니다니는 각종 증후와 치료 상에 얻어지는 효과를 관찰하여 인체에는 어떤 규칙이 있음을 알게 되었습니다.

따라서 경혈의 반응이 곧 체내 장기의 병변으로 나타날 뿐만 아니라, 체표면의 경혈을 자극하여 질병을 치료할 수 있습니다. 그러므로 경혈에 자침을 하거나 뜸을 떠서 질병을 치료하는 것이 침구의학입니다.

우리는 동양의학인 침과 뜸을 통하여 여러 노인들을 치료할 기회가 있었습니다. 그리고 침·뜸과 같은 자극 요법이 좋은 결과를 얻은 예를 여러 번 경험했습니다. 침과 뜸의 효과에 대해서 생각해보도록 하겠습니다.

① 생물은 외부로부터 상해를 얻으면 필히 반발력을 일으켜서 면역성이 높아집니다. 그래서 노인은 감기에 걸리거나 폐렴을 일으키기 쉽고 그 때문에 죽는 경우가 많지만, 뜸을 계속하여 시행하면 감기에 잘 걸리지 않으며 저항력이 강해집니다.

② 혈행이 좋아집니다. 침과 뜸을 한 후 혈행상태를 조사해보면 확실히 하기 전보다 개선되고 있습니다. 동맥경화가 있어 수족이 저리거나 냉해지는 것은 노인에게서 많이 볼 수 있는 증상입니다. 침구를 계속하는 중, 혈색이 좋아지고 잘 안

낫는 저리는 증상이 나아 걷기 쉬워졌다는 예도 자주 있습니다. 무엇보다 인내하면서 계속하면 좋을 것입니다.

③ 혈기항진이 낫습니다. 노인의 발이 차가워지고, 반대로 머리가 뜨거워지는 일이 많습니다. 화내기 쉽고, 눈이나 귀의 불편함이 뇌일혈의 원인이 되기도 합니다. 이것도 침과 뜸으로 조정할 수 있습니다. 특히 발에 뜸을 하면 되고, 자기 전에 하면 잠도 잘 이룰 수 있습니다.

④ 오줌을 지리거나 머리가 무거워지는 '신경의 이완'에도 효과적입니다. 특히 뜸은 가정에서 계속할 수가 있기 때문에 꼭 시도해보기를 권합니다.

⑤ 기타 일반 기력이나 체력의 증진에 도움이 됩니다. 《뜸의 의학적 연구》라는 책을 쓴 하라시 면타로 등 100세가 넘어도 현역으로 일하는 의사가 있을 정도입니다.

3. 양도락(良導絡)

양도락이란 일명 피부 저항측정기라고도 하며, 자율신경 조절요법기라고도 합니다.

1950년 경 교토대학 의학부 생리학의 나가야 요시오 박사가 신장염 환자의 피부에 약한 전류를 흐르게 하고 전기가 통하는 모양을 연구하고 있을 때 발견한 것입니다. 질병이 있는 환자 즉, 폐나 간, 위 등에 질환을 가지고 있는 사람들은 각각 전기를 통하기 쉬운 길이 있다는 사실을 알게 되어 이것을 양도락이라고 이름 지었습니다.

한의학에서는 인체에 12경락이 있고, 그 경락마다 기혈의 반응이 예민한 경혈이 있는데 그 경혈을 원혈이라 합니다. 인체의 오장육부 경락의 대표가 되는 원혈은 손과 발에 위치합니다.

손의 6본, 발의 6본에 분포되어 좌우 합한 24개의 원혈에 직류(12V)의 전압으로 미세 전류를 흘려 그 값(전기 저항치)을 측정해서 진단에 사용합니다.

이 진단법은 자율신경의 밸런스를 취하여 질병을 치료하는 것입니다. 이때 장부의 허실에 대한 보완점을 제시하기도 하고, 인체의 원기상태, 전신대사상태, 기혈상대, 자율신경상태를 분석히여 치료에 대처할 수 있습니다.

양도락은 침구의 12경락에 해당합니다. 그래서 경락에 가느다란 침을 통해 전기 자극을 줌으로써 침 · 뜸 등과 마찬가지의 좋은 치료 효과를 얻을 수 있다는 보고가 늘어남에 따라 일반 의사들 사이에서도 관심을 갖게 되었습니다.

과학의 발달로 각 병원마다 컴퓨터를 이용해 정확하고 신속한 결과 분석이 가능해 경락진단 치료기를 한의사들이 애용하고 있습니다.

4. 물리요법

물리요법이란 내복약이나 주사 등과 같은 약물을 써서 하는 치료가 아니라, 물리적 방법(온, 열, 냉 자극이나 선율적인 자극 등)을 써서 치료 효과를 내는 방법입니다. 대개 침이나 뜸과 병행하며, 일반의원에서 실시하는 물리치료 등에 사용되고 있는 요법입니다. 물리요법에는 여러 가지 다양한 방법이 있습니다.

① 습포
냉습포와 온습포가 있습니다. 일반적으로 급성염증에는 냉습포가 좋고(예컨대 손가락의 종기 등) 만성에는 온습포를 씁니다. 모를 때는 두 가지 다 해보고 기분이

좋은 쪽을 택하면 될 것입니다.

② 전동 맛사지기

제품과 종류가 무수히 많습니다. 전동 맛사지기는 혼자서도 실행할 수 있어 많이 이용되고 있습니다. 맛사지 효과로 국소의 순환을 좋게 하고, 혈행을 촉진시켜 치료 효과를 올리는 치료기입니다.

③ 초음파

이것은 온열 효과를 신체 심부까지 미치게 하는 작용이 있어 좌골 신경통, 류머티즘 등에 널리 쓰입니다.

5. 온천요법

온천요법은 먼저 피부를 청결하게 하여 혈액순환을 좋게 합니다. 그 결과 체내의 노폐물 배설을 촉진시키고 피로를 회복시켜 기분을 상쾌하게 하며 스트레스 해소에 도움이 됩니다.

일반적인 온천에서는 혈압을 저하시키지 않으나 어떤 온천은 혈압을 내리게 하는 작용이 있다고 증명되었습니다. 또 뇌혈관 장애의 후유증이 있는 환자의 재활에도 온천 이용이 효과가 있다고 합니다.

그러나 어떤 병에나 효과가 있는 것은 아닙니다. 온천요법을 잘 알고 전문의의 상담을 받는 것이 필요합니다. 유럽에서는 온천요법의 전문의가 환자에게 하루에 몇 분간 몇 일간 목욕 또는 음용하라고 내복약처럼 처방하고 있습니다.

온천에 들어갈 때는 음주 후나 과로 후는 피하는 것이 좋습니다. 또 장시간 열탕에 들어가 있으면 나쁘다는 것을 알아야 합니다. 탕에는 하루 1회, 10~20분 간, 40도 전후의 탕에 들어가면 효과를 얻을 수 있습니다. 목욕 후는 반드시 휴식해야 합니다.

우리나라에는 많은 온천이 있습니다. 온천의 용출량이 많고, 성분함량이 풍부하여 각 연구소 중심으로 질병의 치료를 위한 많은 연구가 시행되었습니다. 온천의 효과에 대한 의학적 연구가 보고되고, 지금도 연구가 계속되고 있습니다.

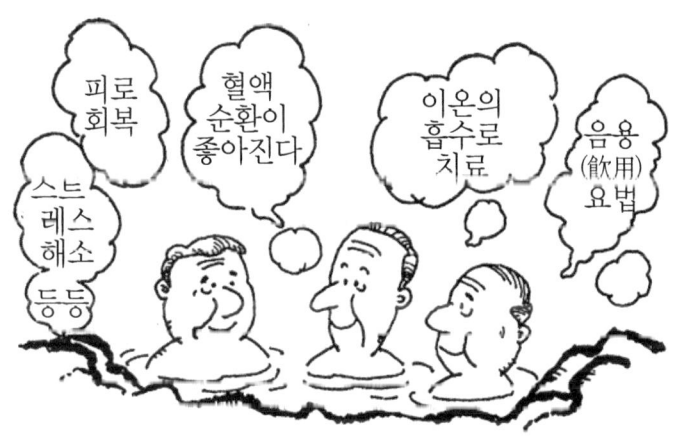

[그림 41] 온천요법의 효과

온천의 효과는 여러 가지가 있습니다. 온천이 있는 지역은 자연환경 영향으로 오존이 많고, 공기도 깨끗합니다. 또 온천에 포함된 각종 성분(이온)이 목욕할 때 피부로 흡수되어 질병이 치료되며, 음용요법을 하면 소화관으로부터 흡수되어 치료 효과를 높이기도 합니다.

04

노인간호 방법

SILVER HEALTH CARE

◈ 노인간호 ◈

노인인구의 증가에 따라 노인간호를 누가, 어디서, 어떻게 할 것인가 하는 문제가 경시될 수 없게 되었습니다. 3세대 동거가 적어졌고, 재가간호가 힘들게 되어 사회적인 노인간호가 절실하게 되었습니다.

핵가족화의 진행, 주택 사정 등 노인을 재가상태로 지역에서 간호하는 데에는 장애가 적지 않습니다. 즉 노후는 어떻게 보낼 것인가 하는 문제가 의사와는 관계가 없는 장소에서 결정되고 마는 것이 현실입니다. 노인간호는 우리 자신을 포함하여 누구나 받아야 할 때가 오는 것으로 이해되어야 합니다.

노인을 가정에서 간호할 것인가, 혹은 시설에 입소시킬 것인가, 또 지역 서비스를 활용하며 살던 장소에서 할 것인가는 충분히 검토하여 결정해야 합니다.

여기서는 가정간호기술부터 재가 서비스, 시설간호까지 설명함으로써 노인을 어디서 간호할까를 검토하는 자료로 쓰일 수 있게 기술했습니다.

1. 가정에서 할 수 있는 간호기술

　주위 사람들의 관심이나 배려도 중요하지만, 환자가 안락하게 일상을 보내기 쉽게 하는 기술이 필요합니다. '기술'이라면 힘드는 일로 받아들이기 쉽지만, 처음부터 훌륭하게 하는 사람은 없습니다.

　또 기술이 훌륭해도 환자에 대한 배려가 결여되어 있다면, 환자는 무엇인가 견뎌야 한다는 말이 됩니다.

　간호기술은 시간이 흐를수록 연구가 새롭게 이루어져 개선되고 있습니다. 간호의 효과가 나타나면 재미가 있어 전문 간호사보다도 더 잘할 수도 있습니다.

　환자나 몸이 부자유한 사람이 생기면, 첫째 무엇을 도와 드려야 할 것인가 생각해보도록 합니다. 매일 없어서는 안 되는 간호가 세 가지 있습니다.

① 식사

② 배변 및 배뇨

③ 청결 세 항목은 꼭 필요한 일입니다.

무엇을 어떻게 하면 좋을지 모를 때는, 먼저 먹는 것과 배설하는 일만이라도 잘하면 충분히 배려된 간호라 할 수 있습니다.

식 사

'먹는다' 는 일은 자신이 먹고 싶은 것을 원할 때 먹을 수 있다는 것입니다. 이것이 가장 행복한 것입니다. 그러나 질병 때문에 자신이 먹을 수 없을 때는 도와달라고 하고 먹여달라고 요청해야 합니다. 즉, 식사간호를 부탁해야 합니다.

식사 전에 알아두어야 할 일
① 스스로 할 수 있는 일을 안다

오른손이 듣지 않을 때나 왼손이 듣지 않을 때, 주

먹 쥐는 일에 무리가 갈 때, 집어 올리는 힘이 없을 때, 환자는 먼저 자신이 할 수 있는 일과 할 수 없는 일을 알아야 합니다. 왼손이 듣지 않는 경우는 오른손으로 연습을 하는 등 될 수 있는 대로 자신이 하는 습관을 일찍부터 몸에 붙도록 해야 합니다.

② 먹는 힘을 안다

마실 때 홀리지 않고 마실 수 있는가, 씹어서 먹을 수 있는가 등 환자의 먹는 힘을 알고 있으면 메뉴를 생각하는 사람도 준비하기 쉽고, 입에 떠넣는 음식물의 양도 많지 않게, 또 너무 적지 않게 조절할 수 있습니다.

③ 식단에 대하여

질병에 따라서 금하거나, 제한해야 할 식물이나 조미료가 있습니다. 부드럽게 씹으면 작게 다지지 않아도 먹을 수 있습니다. 야채, 유제품, 콩제품, 고기(어류) 등 하루식단의 균형을 취하면 됩니다.

먹을 때 주의할 일
① 스스로 먹는다

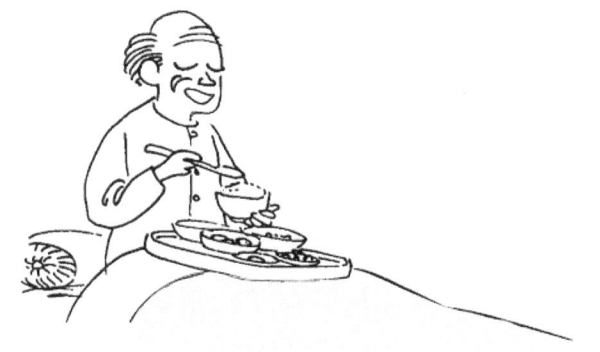

[그림 42] 상반신을 일으키고 꼿꼿이 앉아서 식사를!

  자신이 할 수 있는 일은 자신이 한다는 것이 원칙입니다. 질병으로 누워 있을 때 주위 사람이 손을 써서 간호해주지만, 환자 자신이 할 수 있는 부분은 스스로 하는 것이 좋습니다. 오른손이 불편해도 왼손을 쓸 수 있다면, 왼손으로 하는 것이 좋습니다.

  ② 상반신을 일으키고 먹는다

  식사가 맛있게 목을 통해서 내려가게 하기 위해서는 눕기보다는 상반신을 높이든지 일으키고 먹으면 좋습니다. 상반신이 높으면 음식도 잘 넘어가고 밥상 위의 물체도 한 시야에 보이며 식시기 재미있고 맛있게 느껴집니다. 또 차와 수프 등의 국물 그릇도 그대로 입으로 운반할 수 있습니다.

③ 마시는 힘, 씹는 힘

음식을 목으로 넘기기가 힘들면 입 밖으로 흘리든지, 잘못 넘어가서 폐렴을 일으키는 원인이 되기도 합니다. 간호인은 환자가 한 모금씩 넘기고 있는가 잘 관찰해야 합니다. 씹는 일은 이가 없어도 할 수 있게 됩니다. 그러므로 이가 없는 사람이라도 씹어 먹는 습관을 들여 소화능력을 높이도록 주의해야 합니다.

다 먹고 나면

음식을 다 먹고 나면 입 안을 항상 청결하게 해야 합니다. 칫솔질을 하면 좋고 차나 더운물로 일시적인 양치를 해도 됩니다. 양치 후에 또 마셔도 좋습니다.

식사를 한 뒤에는 상반신을 높게 하여 앉은 듯한 자세로 있어야 소화에 도움이 됩니다. 식사에 관심이 적어지면 활력이 약해집니다. 환자가 즐겁게 식사할 수 있도록 간호해야 합니다.

배뇨 · 배변

쾌적한 수면, 유쾌한 식사, 상쾌한 배변은 건강의

근원입니다. 배변만큼은 다른 이의 피해를 끼치고 싶지 않다는 기분은 누구에게나 있습니다. 신속하게 부끄러움을 처리하는 간호가 되었으면 합니다.

변기

변기는 안전하고 따뜻한 것이 이상적입니다. 의자식이 편리합니다. 보행이 부자유할 때는 잡을 수 있는 거리에 변기가 있든지, 손잡이가 있으면 좋습니다. 일어서거나 앉는 동작이 부자연스러운 환자의 경우는 일어서기 쉬운 위치에 맞게 손잡이를 달도록 연구하면 좋습니다.

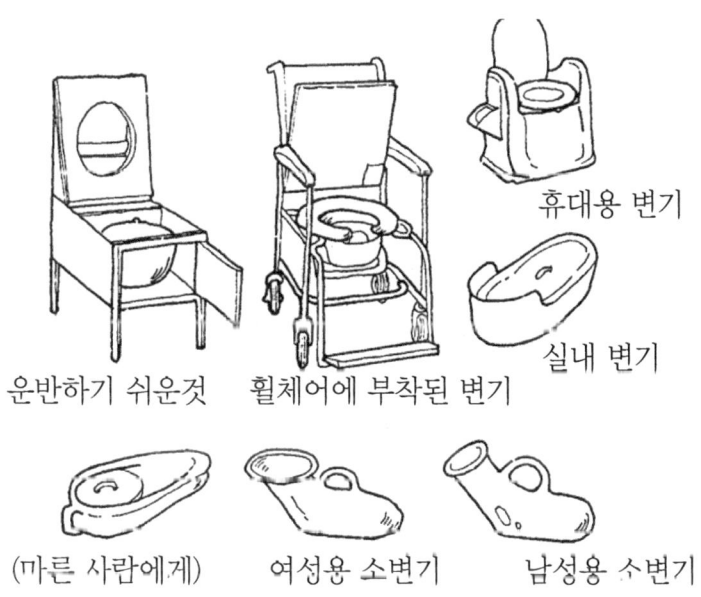

휴대용 변기

실내 변기

운반하기 쉬운것   휠체어에 부착된 변기

(마른 사람에게)   여성용 소변기   남성용 소변기

[그림 43] 변기와 소변기의 종류

일어서서 걸어갈 수 없을 때

환자가 걸어갈 수 없을 때는 요의나 변의를 느낄 때 바로 갈 수 있도록 실내 변기(휴대용 변기, 소변기)를 사용합니다. 자신이 할 수 있는 경우는 끝나면 뒤처리를 해두어야 합니다. 휴대용 변기는 침대에 누워 있는 환자에게 편리합니다.

기저귀를 쓸 때

요의나 변의를 알고 신호를 나타낼 수 있으면, 변기나 소변기를 쓰는 것이 좋습니다. 하지만 수시로 배변, 배뇨할 수 있는 기저귀는 편리합니다. 이것을 쓸 때는 환자의 충분한 이해가 필요합니다. 기저귀의 품질은 순면이 좋습니다. 지금은 성인용 종이 기저귀가 일반화되어 있습니다. 세탁의 번거로움 없이 간병에 도움이 됩니다. 기저귀를 대신할 배뇨 기구도 여러 가지가 있으나 장단점이 있습니다.

변비, 설사, 요폐(尿閉), 빈뇨

각각 원인이 있습니다. 그 원인을 알아서 쾌변, 쾌뇨하게 해야 합니다. 주치의와 상담할 일입니다.

청 결

누운 채 일어나지 못하면 목욕을 못 해서 불결해지기 쉽습니다. 목욕이 어려워도 몸은 더운물로 깨끗이 닦아주어야 합니다. 잠옷을 갈아 입힐 때 따뜻한 타월로 손쉽게 닦을 수 있습니다.

등은 매일 닦아야 합니다. 오래 침상에 누워 있어 생기는 욕창을 방지할 수 있습니다. 세면기에 더운물을 담고 손과 손가락을 비누로 씻어주면 깨끗하고 상쾌하여 기분이 좋아집니다. 누운 채 못 일어날 때는 비닐을 바닥에 깔고 무릎을 세워 적당한 온도의 물이 담긴 물통에 발을 씻겨주면(족욕) 목욕하는 기분을 느끼게 되고 숙면도 취할 수 있습니다.

불결하다고 해서 죽을 리 없다는 말을 하지만, 우리는 다 함께 청결한 환경에서 생활을 해야 합니다. 몸을 닦아주는 친실을 내푼다면 환사는 상쾌하고 좋은 기분을 가질 수 있습니다.

욕창

긴 시간 침상에 누워 있어서 몸을 자유롭게 움직이지 못해 언제나 똑같은 부위가 압박당하면 피의 순환이 나빠져 울혈된 피부가 타서 죽게 되는데 이것을 욕창이라 합니다. 욕창을 만들지 않게 간호를 할 수 있다는 것은 환자에게나 간병하는 사람에게나 자랑할 만한 일입니다.

욕창을 일으키는 원인
① 똑같은 자세로 오래 누워 있을 때
② 영양 상태가 나쁠 때
③ 잠옷이나 침구가 축축하거나 더러울 때
④ 질병의 상태가 경쾌하지 않을 때

욕창이 생기는 일이 없게 간호해야 합니다. 또 욕창이 생겨도 속히 발견해서 치료하여 고치도록 해야 합니다.

욕창을 만들지 않도록 하자
① 언제나 피부를 청결히 해야 합니다. 하루 한 번

시간을 정해놓고 몸을 따뜻한 수건으로 닦아내고 욕창이 생기기 쉬운 등이나 허리, 엉덩이를 자주 관찰하면 예방, 조기 발견할 수 있습니다.

② 자고 있을 때, 똑같은 자세로 장시간 계속 자지 않아야 합니다. 몸이 자유로운 사람은 무의식중에 움직이지만, 질병 때문에 자유롭지 못할 경우는 똑같은 부위의 압박이 계속되지 않게 해야 합니다. 두세 시간 사이에 몸을 움직여주어야 합니다. 몸을 옆으로 하는 것은 힘이 들지만 환자의 등으로부터 허리에 걸쳐서 목욕용 타월을 깔아두었다가 타월을 잡아 앞으로 당기면 환자는 몸을 옆으로 하기 쉽습니다. 환자의 몸을 옆으로 하면 방석을 둘로 접은 것과 베개를 써서 넘어지지 않도록 등을 받칩니다.

③ 시트나 잠옷의 주름을 펴줍니다. 시트나 잠옷의 주름이 원인이 되어 욕창이 생깁니다. 주름은 깨끗이 펴서 쓰도록 합니다.

④ 피부는 청결을 유지하며 언제나 건조시켜 둡니다. 땀이 난다든지, 마실 것을 흘리든지, 배설물 때문에 의류나 시트 등의 침구가 축축하든지 불

결하게 되면 욕창이 생기기 쉽습니다. 언제나 피부를 건조하게 해야 합니다.

⑤ 욕창을 예방하기 위한 도구를 잘 쓰도록 합니다. 둥근 방석은 압박을 받는 부위에 쓰는 도넛형의 베개입니다. 또는 부위에 따라서 다른 크기의 것을 준비하면 됩니다. 적당한 것이 구하기 힘들면 손수 만든 것을 쓰면 됩니다(그림 44).

에어매트는 고가이지만, 매트 속의 공기가 이동하는 것과 매트로부터 공기가 분출되는 것 두 종류가 있습니다. 모두 장시간의 압박을 피해 맞사

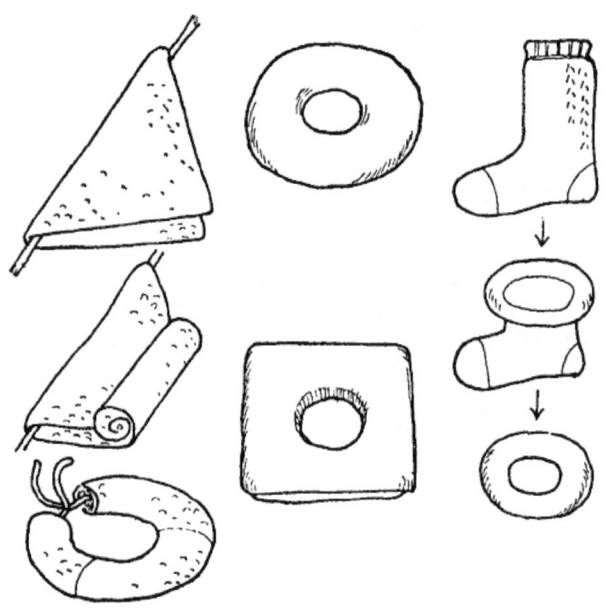

[그림 44] 여러 가지 방석

지 효과를 얻을 수 있습니다. 스펀지 베개는 둥근 방석과 같은 역할을 합니다.

욕창이 생겼을 때

① 욕창이 생기면 피부에 발진이 생깁니다. 뼈의 돌출 부분 등에서 여타 부분과 다른 발진이나 변화가 발견되면 욕창의 시작이라고 생각하면 됩니다.
발진은 보라색일 때 고치도록 해야 합니다. 이것은 피의 순환이 나빠져서 생긴 것입니다. 피의 순환이 잘 되도록 발진이 일어난 곳을 중심으로 뜨거운 타월을 대고 맛사지를 1일 2회 정도 되풀이합니다.

② 발진을 모르고 지나면 수포가 터져서 흘러내립니다. 그러면 피부를 보호하기 위해 연고나 가제, 반창고 등을 붙이지만 의사의 진찰을 받는 것이 필요합니다. 꼭 의사로부터 처방을 받아서 연고를 사용하도록 합니다. 이 시기에 고치도록 해야 합니다.

③ 욕창이 진행되면 피부가 검게 되고 피부가 녹은 것같이 됩니다. 이렇게 되면 전문가도 아닌 사람

의 잘못된 판단과 치료는 생명에 지장을 줄 수 있으므로 반드시 의사의 진단을 받도록 합니다.

④ 욕창이 생기면 몸이나 침구를 청결하게 하고 적절한 처치를 하는 것이 중요합니다. 그와 함께 영양의 균형을 갖춘 식사는 몸의 회복력을 갖게 하는 데 중요합니다. 피와 살을 만드는 데 필요한 단백질을 식단에 넣도록 합니다.

2. 재가 서비스

약화된 신뢰관계

아직도 질병의 설명에는 불충분한 것이 많고 인간 그 자체에 미지의 영역이 적지 않지만, 의학이 과학적으로 미성숙했던 옛날에는 질병의 원인이 대부분 불명확한 것이 많았습니다. 한번 병이 나면 진료를 받기 위해 환자를 바로 이동시켜야 되는 일인지를 몰랐기 때문에 의사나 환자에게 불안감을 주었습니다.

그러나 현대는 자동차의 대중화에 따라서 수송수단이 개선되고 특히 구급차나 구급의료시스템의 제도화 등으로 환자를 용이하게 병원으로 옮길 수 있게 되었습니다. 또 최신 진료기술에는 병원 등의 시설이 아니면

할 수 없는 것(정밀검사나 수술 등)도 늘어나고 있습니다.

그러나 병원 의료전문의 위촉의 풍조는 의료의 근간인 의사, 환자와 그 가족의 신뢰관계를 점차 희박하게 만들어 과학이 인간성을 압도하기 시작했습니다.

옛날의 의사들은 우발적인 질병 때의 대응뿐 아니라 환자나 주변의 가족구성원, 그 사람의 출생부터 인생의 과정이나 생활형편, 나아가 그 집의 위생환경까지 잘 알고, 서로가 건전한 인간적인 신뢰관계로 맺어졌습니다. 환자를 방문하는 의사는 겨우 간호사를 동행하여 '왕진' 하는 것뿐이었고 의사가 부족한 곳에서는 보건소 직원의 방문뿐인 지역도 있었습니다.

그러나 오늘날 의료사정은 크게 변하고 있습니다. 폐렴이나 폐결핵 등의 감염성 질병의 정복, 각종 전염병의 예방주사의 보급 등에 의해서 유년기의 질병은 감소하고 질병의 주역은 성년기부터 시작하는 만성병으로 되었으며, 인구의 고령화와 함께 노인병의 증가 추세로 나가고 있습니다.

일본의 평균수명은 세계 1위를 차지합니다. 지금부터의 문제는 '늙어도 건강하게 사는 것' 입니다. 우리보다 먼저 고령화한 선진국에서처럼 생물체로서 쇠퇴해가는 심신을 가진 노인을 사회적, 그리고 의학적으로 어떠한 환경(시설이냐 재가냐)에서 어떻게 간호해갈 것인가 하는 시행착오를 되풀이해서는 안 됩니다.

자택에서 최후를 맞이하려는 소망

선진국의 고령자 문제에 정통한 요시다 주사부로에 의하면, 노인의 3명 중 1명은 정신장애자였다고 합니다. 이것은 세대구성의 동거율이 높은(구미의 1/4에 대해 일본은 3/4) 일본의 상황으로 장래를 예측하는 것은 어렵지만, 노인의료 중에서 먼저 환자의 간호를 어디서 어떻게 하느냐는 것은 국민의 문화적 전통을 밟거나 그 지역특성에 의해서 해결해나가지 않으면 안 될 문제입니다. 현재는 건장하고 건강한 노인이라도 최후에는 누구에겐가 어디에선가 간호를 받아야 할 것입니다.

최근 발표된 '임종의 관찰'이라는 조사를 보면, 94.4%가 자택에서 최후를 맞이할 것을 원하고 있습니다. 물론 주택사정이나 핵가족화 등의 사회적 마이너스 요인이나 고도의 의료기술을 필요로 하는 의학요인을 위해서 일반병원이나 노인병원, 또는 특별양호 노인 홈(구미의 간호 홈) 등에 수용하지 않으면 안 될 노인

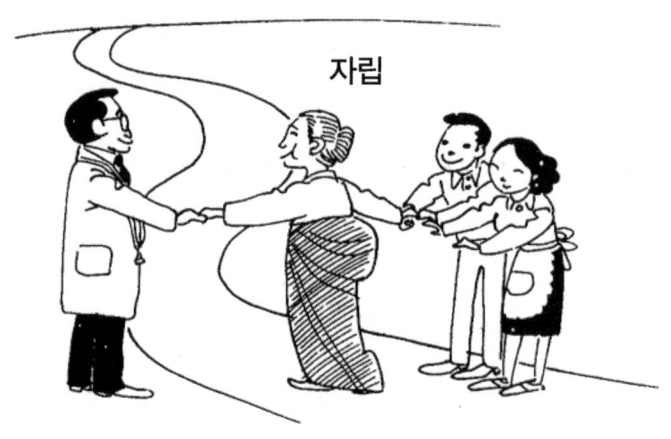

[그림 45] 노인에게 올바른 라이프 스타일을!

도 있습니다.

하지만 노인을 간호해나가려면 가장 중요한 일은, 인간으로서의 발달 가능성에 힘쓰면서 될 수 있으면 자립, 자조의 일상생활을 지원하도록 장기간에 걸친 생활 습관을 지키게 하는 것입니다. 즉 식사를 관리하고 필요한 약을 규칙적으로 올바르게 먹이고 의사의 지도하에 의사나 환자가 함께 책임을 나누어 가지고 대응하는 중에 서로 '마음'의 교류를 유지하는 것이 대단히 중요합니다.

재가 서비스의 협력

노인이 통원할 수 없을 정도의 만성적인 신체와 정

신장애가 발병하면, 재가 서비스(의료와 복지의 연계)가 필요하게 됩니다. 이것은 주치의로서 가정의(종합적인 내과의로서, 정신과 질환이나 정형외과 질환에도 대응할 수 있는 의사) 외에 간호사는 물론, 보건원, 의료사회사업가, 임상심리사, 물리치료사(PT), 작업치료사(OT), 보조사, 민생위원, 그리고 이웃의 자원봉사자 등의 협력이 꼭 필요합니다.

이 팀 의료의 책임자이며 지휘자는 가정의입니다. 또 당연히 정부나 지방행정 관청으로부터의 경제적 배분을 두텁게 해나가야 합니다(그래도 노인을 수용하는 의료보다는 경제적이고 절약도 됩니다).

다시 말해서 재가 서비스는 보호하는 가족을 중심으로 국민 전체가 돈을 낼 뿐 아니라, 각자 몸과 마음을 기울여서(장래의 우리 몸의 노화를 배우기 위해서도) 참가하는 시스템을 만들어간다는 것입니다. 따라서 부드립고 윤택한 국민 상호보장의 질을 높이는 일이 될 것입니다.

그러면 재가 시비스를 필요로 하는 질병을 2년 간의 통계를 통해 보기로 합니다. 대부분은 65세 이상의 노인으로 특히 75세 이상이 많으며, 주된 질환은 뇌혈관

장애(뇌경색)가 많고, 급성호흡질환, 만성질환, 정형외과 질환, 말기 암 등이었습니다. 미국 학자인 Noble의 보고서에는 재가 서비스는 말기 암, 심장병, 정형외과 질환에 많다고 했습니다.

〈표 9〉 노인복지 대책

	사업내용
재가복지대책	1. 재가복지 사업대책(노인, 신체장애자, 중도심신장애자의 통합) • 가정봉사원 파견 • 일상생활용구 지급 • 누운 채 있는 노인 단기간보호 • 데이서비스사업–통소, 방문서비스 2. 생활대책 • 취로알선 • 노인클럽조성 • 도지정 도시노련활동 추진원 설치 3. 노인복지사업 개발 위탁사업
시설복지대책	1. 노인복지시설의 처우, 운영비 •특별양호 노인 홈 •양호 노인 홈 •경제적 노인 홈 •양호위탁 •노인복지센터 •노인쉼터 •노인휴양 홈 2. 노인복지시설의 정비비
관련시설	1. 세제대책 • 노년자공제 • 장애자공제 • 특별장애자공제 • 노인부양공제 • 노인배우자공제 • 노년자금특별공제 • 주거세의 비과세한도 • 동거노인 등 노인부양공제 • 동거특별장애자공제 2. 면세할인 • 국철요금할인 •TV 수신료면제 3. 사회교육 · 고령자교육

노인보건법은 종래의 병원 의존 수용중심주의를 바꾸어 일차진료를 중시하며, 외래의료나 재가의료시책을 크게 전환시켰으나 예산배분이 부족하다고 말합니다. 이 재가 서비스를 중심으로 노인정책이 활기를 띠게 될 때, 구미 선진국이 할 수 없었던 일, 즉 고령사회 중에서 인간답게 살 수 있고 활력 있는 미래 국가가 건설될 것이라고 생각됩니다. 이를 위하여 한 사람 한 사람이 자신의 건강관리(건강하게 늙어가는)를 포함한 자주적이며 더욱 적극적인 참여가 있어야 할 것입니다.

3. 시설 서비스

질병에 알맞은 시설 이용

인간은 누구나 중년이 지나면 여러 가지 몸의 변화를 느끼게 됩니다. 시력이 떨어지고 치아가 약해지며 다리의 힘이 없어집니다. 현기증이 나고 피곤하기 쉬우며 피로가 잘 회복되지 않고 끈기가 계속되지 않으며 건망증이 드는 것 등입니다

이들 증상은 대부분이 생리적, 갱년기적 변화에 인한 것이지 질병이 아닌 것도 많습니다. 이 연령이 되면 성인병을 중심으로 여러 가지 질병이 나타납니다. 그런데 어디까지가 생리적이고 어디까지가 질병인가를

구분하는 것은 간단치 않습니다. 그래서 평소부터 몸을 잘 아는 가정의(단골 의사)나, 공공장소에서 행해지는 검진 등에서 성인병의 조기발견에 힘써야 합니다.

그러나 질병에 걸려, 만성의 경과를 취해 일도 못하고 더 나가서 누운 채 일어나지 못하는 예도 적지 않습니다. 그 경과에 대응하여 다양한 시설이 준비되어 있습니다. 이하 순서에 따라 설명합니다.

누운 채 일어나지 못하는 것을 피하려면

노인보건법에 따르면, 노인병원이란 모든 입원환자의 60% 이상이 노인인 경우를 말합니다.

입원 평균 일수가 길다고 해서 노인환자를 될 수 있는 대로 자택으로 보내도록 쫓아 내는 법이라고 신문 지상에 크게 화제가 된 경우가 있습니다.

사람이 병으로 쓰러졌을 때 어느 정도 이상의 병이면 당연히 입원시켜야 합니다. 또 다행히 나으면 한시라도 빨리 퇴원하고 싶어 하는 것이 당연한 일입니다. 그러나 노인의 입원 기간은 길다고 합니다. 이째서 그렇게 되었을까 생각해볼 필요가 있습니다. 나이가 들면 병의 회복

307

이 늦어지고, 완치되지 않는 것도 많기 때문입니다.

최근 핵가족화로 시작된 동거, 생활의 어려움, 가옥 구조상의 문제, 맞벌이 등 노인의 거주 여건에 도움이 되는 것은 적습니다. 누운 채 못 일어나는 문제는 더욱 심각합니다. 재가간호란 이름뿐, 방문간호를 맡고 있는 보건부나 홈헬퍼(가정 봉사자)의 절대수가 부족합니다. 자원자의 양성도 늦어지고 있습니다.

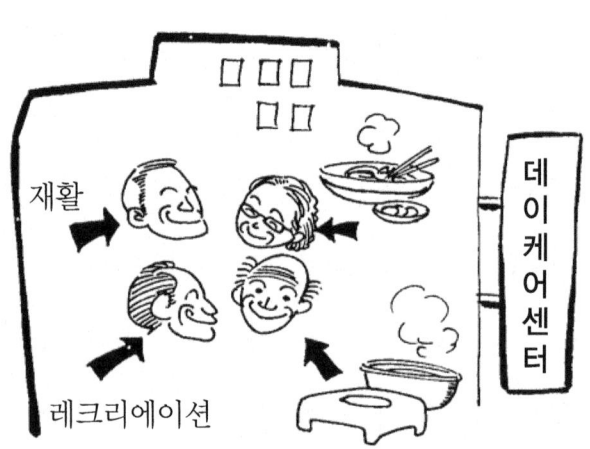

몸이 불편한 허약노인을 대상으로 하루동안 레크리에이션이나 재활, 식사, 목욕 등의 서비스를 제공하는 시설입니다. 이 시설은 허약노인의 증가가 확실히 예상되므로 재가간호의 부족을 보충하는 면에서 중요합니다. 주 1~2회 이용이 많고 통원 중인 사람 중에 만족하는 분들이 많습니다. 실시 주체는 시, 군, 면 등 국가에서 하고 시설이나 운영은 사회복지 법인에 위탁할 수 있습니다.

[그림 46] 일일 노인양호시설 (Day-care Center)

그러나 어느 편이든지 지금의 병원은 급성질환을 대상으로 하고 만성화되어 고정화된 환자는 될 수 있으면 자택으로 돌아가게 하든지 특별양호 노인 홈으로 이송하는 경향이 두드러지게 될 것입니다.

평소 건강한 중·노년자는 자신의 건강관리를 소홀히 하는 수가 많습니다. 그러나 가장 비참한 병인 누운 채 못 일어나는 것을 피하기 위해서라도 건강진단이나 조기수진을 염두에 두어야 합니다.

특별양호 노인 홈

노인복지법이 제정되면서 시행되었습니다. 그때까지는 병이 무거운 사람이나 가벼운 사람이나 노인 홈에서 동거하고 있어 간호상 어려운 면이 있었습니다. 외국의 간호 홈 등을 참고하여 만들어진 것으로 압니다.

이 홈은 지방 공공단체나 사회복지법인에게만 경영이 허락되었습니다. 입소 조건으로 심신장애가 있어 혼자서는 생활할 수 없는 노인, 누군가 옆에 붙어 있어야 할 징도나 누운 채 못 일어나는 사람 또는 그에 가까운 사람입니다. 경제적인 능력이 전혀 없어 생활보

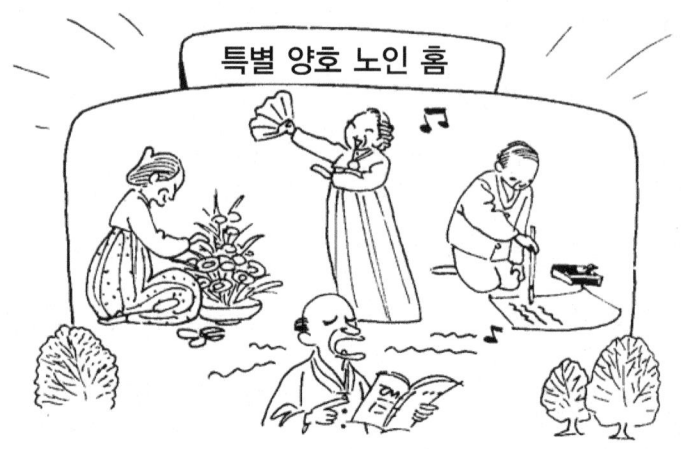

[그림 47] 특별양호 노인 홈

호를 받고 있는 세대는 무료이고, 그 이외는 그렇게 고가는 아니지만 몇 단계에 의해 비용을 부담합니다.

이 노인 홈은 전국에 산재해 있는 누운 채 못 일어나는 노인을 수용하는 최단거리 시설이라 말할 수 있습니다. 또 노인복지법의 성립과 함께 그때까지 양로원이라는 어두운 이미지를 탈피하고, 거주의 장으로부터 생활을 즐길 수 있는 공간으로 성장해왔습니다. 특별양호 노인 홈에서 화도, 서도, 기악연주, 시음 등의 레크리에이션이나 또 재활을 겸한 수예나 무용 등이 성행했습니다. 더 나아가서 지역과의 교류를 활성화시켜 폐쇄적 환경을 완전히 탈피한 시설도 많습니다.

이 시설에 다른 것 곧 앞에서 설명한 미국이나 호주

식의 양호 홈을 가미한 것이 있는데, 이것들은 문제도 많고 영리를 목적으로 하는 단체인 경우가 많아 사회로부터 지적을 받은 곳도 있습니다. 이 점에 있어서 우리는 사회복지법인인 민간단체에 한정되어 있으므로 수는 적지만 내용적으로는 걱정이 없습니다.

단지 특별양호 노인 홈에 입소하는 사람은 거의 고정된 만성질환을 가지고 있고 몸도 연약합니다. 따라

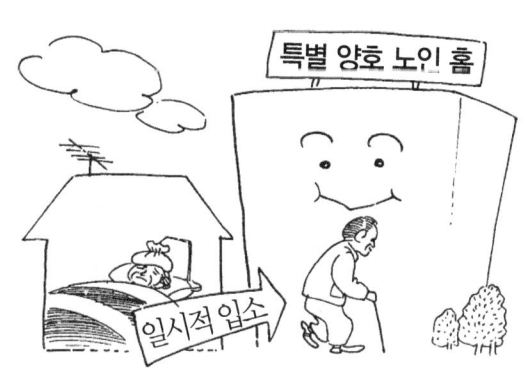

특별 양호노인 홈에 입소할 대상이 될 정도의 노인으로, 지금까지는 가족의 보호를 받고 있지만 그 보호자의 질병 등에 따라 일시적으로 보호를 받을 수 없게 되었을 때 일정기간 동안 특별 양호노인 홈에서 맡아주는 제도입니다. 입소기간은 원칙적으로 1주간이며, 부득이한 경우 시, 군, 면의 결정으로 다소의 연기가 가능합니다. 병이 든 채 노인을 보호해야 하는 가족들에게는 실로 유용한 제도이며 재가간호의 부족한 점을 보충하는 강력한 방법이라고 할 수 있습니다.

[그림 48] 단기간 입소

서 발병률이 높은데, 촉탁의가 매일 내소하지 않아 의료를 충분히 받기 어렵습니다. 가까운 병원과의 긴밀히 연계를 통하여 대응할 필요가 있습니다. 이 외에 많은 특별 양호노인 홈에서는 일시 입소라 해서, 단기간 체재 제도를 취하고 있습니다.

양호 노인 홈

이것은 생활보호법에 따라 세워진 양로원이, 노인복지법의 제정에 따라 양호 노인 홈으로 된 것입니다. 입소 조건은 우선 경제적 이유, 다음으로 심신상의 장애와 환경상의 이유 중 어떤 쪽이면 됩니다. 즉 허약 정도나 가정형편만으로는 입소가 안 되고, 경제적 빈곤이 절대적 조건입니다. 생활보호를 받고 있든지, 시, 군, 면세(주민세)의 소득 할당 부과를 받지 않는 사람이 대상이 됩니다. 물론 입소신청은 복지기관입니다.

경제적 조건이 붙는 것은 문제가 있습니다. 그것은 법률이 바뀌어도 양로원이라는 이미지가 바뀌지 않는다는 점입니다. 특히 전술한 특별양호 노인 홈이 신설되면서 혼동되는 경우도 많습니다. 특별양호 노인 홈과 마찬가지로 경제상의 이유는 철폐하고 일원화하는 것이 좋을 것으로 생각됩니다. 한 방에 많은 사람이 살았으나 2인용 방을 설치하는 것을 권하며 신설은 뜸한 상황입니다.

경제적 노인 홈

경제적 노인 홈은 저소득층(생활보호를 받을 정도는 아니다) 노인으로 건강하기는 하지만, 가정사정이나 주택 사정으로 동거가 허락이 안 되는 사람을 대상으로 한다고 되어 있습니다. 더 나아가서 생활비와 시설 사무비를 합산하여 월액 이용 요금의 2배 이하 수입을 얻고 있는 노인도 있습니다.

입소신청은 앞에서 설명한 특별양호 노인 홈이나 양호 노인 홈과는 달리, 본인과의 직접 계약에 따라서 시행되고 있습니다. 또 설치 주체(경영자)도 지방공공단체, 사회복지법인과 기타의 것으로 되어 있습니다. 법인 이외의 사람도 국고 보조를 받아 설치할 수 있습니다.

경제적인 노인 홈은 최근 혼자 사는 노인이 많아졌

으나 이에 비해 공영주택 등에 단신 노인이 입주하지 못하는 규정이 있어, 복지 서비스로서 이와 같은 홈을 생각하게 되었습니다.

북유럽의 여러 나라에서는 서비스 하우스라고 하여 임대주택, 영국에서는 보호주택이라고 하는데, 필요에 따라 서비스를 받을 수 있는 새로운 노인주택이 활발하게 이루어지고 있습니다. 경제적 노인 홈은 이러한 복지 선진국 시설의 전 단계로 볼 수 있습니다.

경비면으로 보면, 양호 노인 홈과 유료 노인 홈의 중간이라고 말할 수 있습니다. 물론 생활만이 아니라, 레크리에이션, 목욕, 건강진단, 기타 공동 서비스를 받을 수 있습니다.

유료 노인 홈(실버타운)

유료 노인 홈은 노인복지법에 규정된 노인복지시설은 아닙니다. 따라서 누구나 설치할 수 있고 공적 원조도 없습니다. 그러나 설비나 운영은 자유지만 노인의 복지에 위반되는 일이 있어서는 안 됩니다.

그래서 사업 개시로부터 1개월 이내에 사업 변경,

휴 · 폐지의 제출은 의무로 되어 있습니다. 또 지사가 필요하다고 인정할 경우는 홈의 설계자, 관리자에게 보고를 요구하든지 직원을 파견하여 조사할 수 있고, 더 나아가서 권고할 수 있습니다. 즉 유료 노인 홈이라고 하지만 영리를 목적으로 하는 사업이 되면 안 될 것입니다.

현재 노인개호(老人介護) 서비스 제공량은 표 10을 참조하면 됩니다. 유료 홈은 개인, 주식회사, 생명보험회사, 재단, 사회복지법인과 다방면의 경영주체가 있고, 설비도 작은 것부터 큰 것까지 다양하며 고급인 것은 온천이 있는 호텔식도 있어 고액입니다. 즉, 천차만별이란 뜻입니다.

입주는 이용자와 홈의 직접 계약으로 이루어지나, 입주 방법은 종신보장 방식, 종신 이용권 방식, 거주권 방식 등 여러 가지입니다.

고령화사회는 시작되었고, 여유가 있는 노인은 증가할 것이므로 이와 같은 유형의 유료 노인 홈도 필요한 시설이라 하겠습니다.

〈표 10〉 노인개호(介護)서비스 제공량

구 분	개호서비스 목표	올해 목표
방문계 서비스방문개호 (홈헬프서비스)	17만명	2만2,500만 시간 35만명
방문간호일일서비스	5,000개소	4,400만 시간 9,900개소
일일서비스(데이케어)	1만7,000개소	1억500만회
단기입소계 서비스 단기입소생활개호/단기입소요양개호	6만명분	9만6,000명
시설계 서비스 개호노인복지시설(특별양호 노인 홈)	29만명분	36만명분
개호노인보건시설 생활지원계 서비스	28만명분	29만7,000명분
치매대응형 공동생활개호 (치매성 노인 홈)	—	3,200개소
개호이용형 경비노인 홈 (케어 하우스)	10만명분	10만5,000명분
고령자 생활복지센터	400개소	1,800개소

4. 노인 상담창구

인구의 고령화가 대단히 빠르게 진행되고 있다는 것은 잘 아는 사실입니다. 노인을 중심으로 생활하는 가정의 경우 사소한 문제가 일어나기 시작해 이혼과 가정붕괴 등 극단에 이르는 경우가 많습니다.

각 가정의 고민은 노망(노인치매)으로 인한 문제가 다수를 차지하기 때문에 수치를 노출하는 일에 대하여 근심하기 쉽습니다. 그러나 이 문제는 집안에서 가족들끼리 생각하고 고민한다고 해서 해결될 것은 아닙니다.

가능하면 진경강좌나 복지센터의 강연을 듣고 서로 나누는 것이 좋습니다. 이러한 방법들이 생각지도 않은 좋은 해결책을 제시해줄 수도 있습니다.

　노인 상담코너는 시, 군, 면사무소, 복지센터, 보건소에서 가볍게 상담할 수 있습니다. 주저 말고 가보도록 합니다. 또 노망으로 고생하고 있는 분을 단기간 맡아줄 시설도 있습니다. 치매노인 단기보호시설로서 특별 양호 홈을 말합니다.

5. 재활(Rehabilitation)의 중요성

재활의 의미

의학의 영역에서 사용되는 재활이라는 말은 장애인이 인간적인 생활을 회복하는 것을 의미합니다. 그것은 일생을 건강하게 살아가고자 하는 간절한 소원과도 통하는 말입니다. 나이가 들어 갈수록 늘어나는 장애 때문에 일상생활을 유지하기가 어려워진 노인도, 기능의 저하를 방지하는 데 그치지 말고 가능하면 활동성을 높이는 노력을 해야 합니다. 이는 주위에 있는 사람들의 지원이 요구되며, 본인의 의지와 원활한 교류가 이루어질 때 결실을 맺기가 쉽습니다.

특별한 장애가 없어도 나이가 들면 움직이지 않게

되고 점차 기능이 저하되며, 여기에 뇌졸중이나 류머티즘, 요통 등에 의한 활동장애가 가해지면 더욱 심해져 누운 채 못 일어날 가능성이 높아집니다. 따라서 누운 채 일어나지 못하는 상태가 되지 않도록 질병의 예방과 치료에 힘써야 하는 것은 물론이며, 움직이지 않기 때문에 일어나는 몸의 기능 저하를 예방하는 것이 중요합니다.

무엇인가 하려는 생각을 한다

기능장애가 있어 일상생활이 부자연스럽게 되면 누구나 행동범위가 좁아지고, 밖에 나가는 일도 없으며, 바깥 세상에 대한 관심도 적어집니다. 결국 자기의 세계에 갇혀서 살게 되며, 사람들과의 관계에 대한 관심도 잃고, 자기의 모습과 행동에도 무관심해져 심신 모두 폐인이 되고 맙니다.

손발의 기능저하가 정신의 상태와 연결되기 때문입니다. 이것을 방지하기 위해서 몸을 움직이는 것이 중요합니다. 손발의 움직임이 자유로운 사람과 부자연스런 사람도 건강하게 살기 위해서 이 일은 중요합니다.

그러나 손발이 자유롭지 못한 사람은 운동을 하기

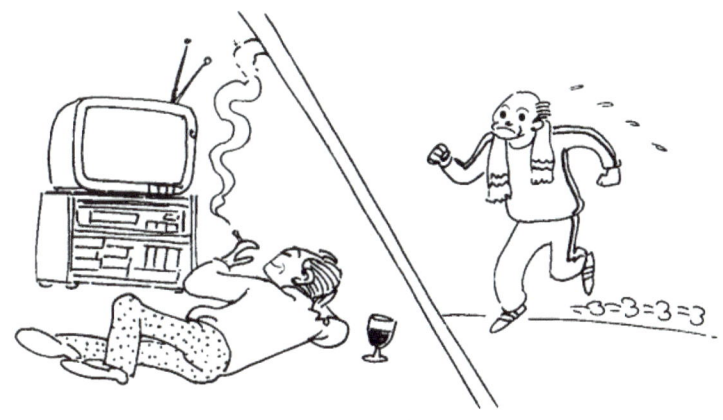

[그림 49] 누운 채 일어나지 못하는 환자가 되지 않기를!

힘들며 기분도 좋지 않습니다. 일을 오래하는 것도 어렵습니다. 알고는 있지만 의욕이 없고, 한다고 해도 오랫동안 지속이 안 됩니다. '고령으로 손발이 불편하고 특히 목표도 없이 고독해서 일할 의욕이 나지 않는' 사람들에게 활발히 몸을 움직이게 하는 데에는 참으로 많은 지혜가 필요합니다.

고령자가 되면 감기나 요통, 설사 등 가벼운 질병에도 누운 채 못 일어납니다. 이와 같은 예는 물론 주의 깊게 간호만 한다면 방지할 수 있지만 뇌졸중이 되어 반신마비 등으로 손발이 자유롭지 못하면 기능의 회복이나 유지는 쉽지 않습니다. 매일 몸을 움직이지 않으면 점차 움직이기 어려워지므로 골치 아픈 일입니다.

자유롭지 못한 사람은 라디오 체조도 하고 산책이나 간단한 구기(게이트 볼), 힘이 좀 있는 사람은 조깅이나 테니스도 할 수 있습니다. 무엇보다도 자신이 하려는 의지만 있으면 밖으로 나갈 수 있습니다(외출).

손발이 자유롭지 못한 사람은 가령 마음은 원해도 혼자서는 외출이 곤란합니다. 그렇다고 해서 언제나 누군가가 옆에 붙어 있을 수도 없습니다. 이와 같은 사람들은 점차 집에서 은둔하기 쉽고, 고독에 못 이겨 심신 모두 황폐해져 결국 누운 채 생활하게 되고 맙니다.

인간성 존중만이 희망이다

이와 같은 상태에 있는 사람들에게 단지 말로만 "손발을 움직이세요. 운동해보세요."라고 하면 실천하지 않습니다. 가족으로부터 꾸중을 듣고 밖에 혼자서 나갈 수도 없는 사람, 이러한 사람들에게는 몸을 움직이고 싶어 하는 마음이 생겨날 수 있게 도와주는 일이 필요합니다.

'하고 싶어 하는 생각'이 들게 하려면 이론으로 접근할 것이 아니라 그 사람의 마음을 움직여야 할 것입니다. 그것은 그 사람이 어떤 대우를 받고 있느냐에 달

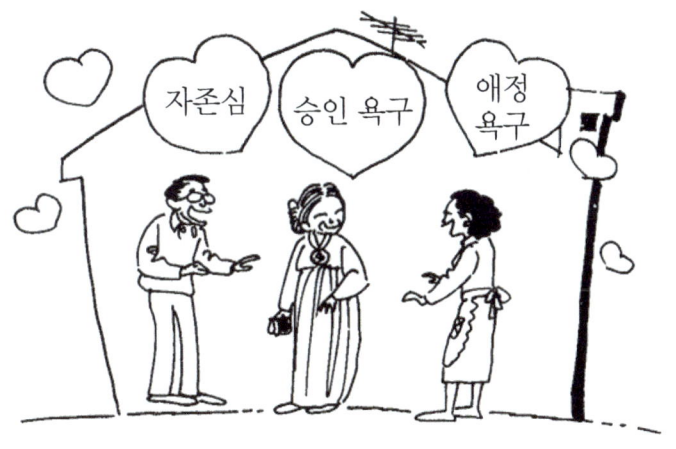

[그림 50] 사랑은 마음에 있습니다

려 있습니다.

　질병이나 장애의 경중(輕重)과는 직접 관계없는 주위 사람들이 얼마나 인간적으로 그 사람을 대하고 있느냐에 달려 있습니다. 하고 싶어하는 생각이 없는 것이라고 결정하기 전에 주변이 어떠한가를 생각해볼 필요가 있습니다. 가족의 일상생활 방법은 물론, 집 이외의 장소에서 가슴이 열리고 마음이 흡족해지는 기회가 보장되어야 합니다.

　원조의 시스템을 짠다는 것은 중요하고 그 시스템을 지원하는 기본적인 초점은 이것입니다. 마음이 만족스럽고, 열린나는 것은 인간의 기본적인 욕구인 애정욕구나 승인욕구 등 자존심이 충족되는 일입니다.

323

친한 사람들과 함께 있거나 함께 행동하고 싶다는 욕구를 충족시키는 일입니다. 이 욕구가 충족되지 않으면 건강한 사람이 되고 싶어 하지도 않습니다. 건강한 사람은 자유롭게 외출도 할 수 있고, 기분 전환도 가능합니다. 그러나 노인과 장애자는 남의 손을 빌려야 하기 때문에 인내를 강요당하기 일쑤입니다.

장애극복을 위한 교제

가족대응의 중요성은 물론이지만 장애가 있든지 지병이 있으면 의료나 복지에 종사하고 있는 사람들과의 접촉이 중요합니다.

장애와 지병이 있다는 것은 그 관계자들과 영원한 교제를 가져야 한다는 것을 말합니다. 그 사람들의 따뜻한 마음을 통하여 자신의 입장과 기분을 인정받음으로써 적극적인 자세로 변하기도 합니다.

비슷한 장애를 가진 사람들과의 접촉도 중요합니다. 장애가 있거나 고령이 되면 그 일로 인해 대인관계는 늘 약해지고 대등한 기분을 갖는 기회를 상실하게 됩니다. 이 관계를 일시적으로라도 해소한다는 것은 정신 위생상 중요한 일입니다.

자기와 같은 처지의 사람들이 많이 있다는 것을 안다는 것은 고독감을 줄이는 데에도 도움이 될 것입니다.

이와 같은 사람들과의 관계는 가족뿐 아니라, 의료관계자, 복지관계자, 이웃과 친구도 평생 관련을 맺고 산다는 생각으로 대하는 것이 중요하다는 사실을 인식해야 합니다. 지역재활의 체계는 이상 말한 것들을 기초로 점차 틀이 잡힐 것입니다.

6. 임종이 다가오는
   사람들을 위하여

말기간호의 역할

우리의 삶은 '살아온 대로 밖에 죽지 못한다' 라는 말이 통용되고 있습니다. 많은 사람들은 죽을 때만큼은 아프지 않고 평안한 가운데 죽고 싶다고 소망합니다. 참다운 종교는 어떻게 죽을 것인가를 가르쳐줍니다. 이것은 일상의 생활을 통해 충족된 삶을 배우게 합니다. 중요한 것은 죽을 때는 돈도 명예도 지위도 또 가족도 아무런 도움이 되지 않는다는 것입니다.

스위스의 정신분석학자인 융(C. G. Yung)은 "40세를 지나면 불필요한 것은 주저 말고 하나 둘 내던져야 한다.” 고 말했습니다. 이 말은 쉽지만 실천하기는 어렵습니다. 현대문명은 내던진다는 것을 가르쳐주지 않습니다. 물질문명이기 때문일 것입니다. 옛부터 부자나 지위가 있는 사람이 마음으로부터 구원을 받지 못했던 것은 물질에 의존하거나 지위에 몰두했기 때문입니다.

산다는 것의 참 의미는 자신을 주지하며 언제 죽어도 좋도록 신변을 정리해두어야 하는 것입니다. 죽음에 임한다는 것은 신변을 정리하여 마음을 진실하고 똑바로 보며 인생을 정리하는 것입니다.

말기간호의 한계는 한 사람이 평생 살아온 일을 정리하는 일에 참여하여 도움을 주는 일입니다. 앞에서 말한 대로 40세부터는 참된 자신을 보며 살아가는 것이 중요합니다. 밀기간호는 인생의 말기를 긴호하는 것이 아니라 사람이 모태로부터 태내에 있기 전부터 시작하고 있다는 것을 깨닫게 하는 것입니다.

성장과 성숙은 어머니를 떠나서, 그리고 죽음에의 길을 걸어가는 것으로, 이 우울한 사상으로부터 빠져나가는 길은 매일 한 순간 한 순간을 만족하게 살며 즐기며 서로 돕는 일입니다. 거기서 처음으로 말기간호가 인생의 부분적 간호가 아니라 전인적 간호를 이루게 됩니다.

암 환자의 간호

우리는 위암과 폐암 환자의 ① 유아기 문제 ② 질병 전의 성격 ③ 발병기에 일어나는 일 ④ 질병에 대한 태도 등에 대하여 조사를 해보았습니다. 그 결과 알게 된 것은 다음과 같습니다.

① 젊은 암 환자일수록 양친 등과의 사별경험이 있다고 1/3이상이 인정하였습니다. 유아기에 어머니를 잃는다는 것은 사랑을 상실하는 일이며, 자폐적으로 되고 맙니다. 그것은 희망을 잃는다는 것입니다.

② 병전(病前) 성격은 대단히 착실하고 근면하며 노는 일에 서툴다는 것입니다. 현대의 노인들은 다수가 이와 같은 성격을 갖는 경향이 있습니다. 지금의 우리는 착실하고 부지런한 사람들에 의해서 이루어졌습니다. 이 말은 노인이 된 후에도

모든 일에 무리를 하기 쉽다는 말입니다. 그래서 무리를 하지 않기 위해서 옛부터 귀중하게 여겨온 '여유'를 갖는다는 것이 중요합니다.

또한 '즐긴다'는 생각을 갖습니다. 많은 선량한 암 환자들이 '일하는 것이 나의 위로'라고 말하고, 충분히 쉬어야 함에도 너무 빨리 복직하여 재발로 죽어갔습니다. 전쟁 전에 우리들은 "바쁘시지요?" 하는 인사를 나누었으며, 일하지 않으면 죄가 된다는 어리석은 생각으로 살아온 것을 생각나게 합니다.

③ 발병 전에 일어난 일로서 가장 많은 것은 양친이

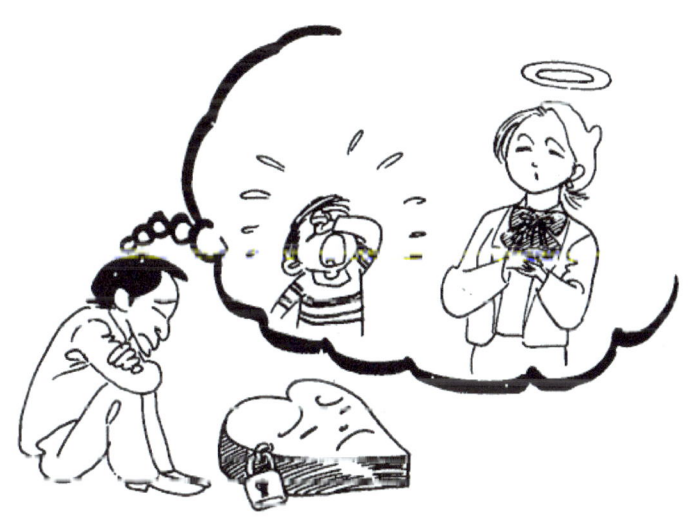

[그림 51] 젊은 암 환자들에게 많은 유아기의 부모 사별 체험

나 육친의 죽음이었습니다. 이것은 정신적인 쇼크를 받아 우울해지는 경향이 가장 심각한 하나의 발병동기가 되고 있다는 것을 보여줍니다.

④ 질병에 대한 태도는 많은 환자가 낙관적이고 희망을 갖고 있었다는 것입니다. 그래서 부부는 한쪽이 죽을 병에 걸렸을 때 처음으로 참다운 사랑으로 살아가려 합니다.

⑤ 대부분의 임종환자가 질병에 걸리면, 의사에게 맡기거나 간호사에게 맡겨야 한다고 말합니다. 이 점은 의료 관계자들의 간호가 매우 중요하며 환자에게 봉사를 잘해야 한다는 것을 말해줍니다.

임종환자의 희망사항

임종환자의 희망사항(요구)을 아는 것은 간호를 하는 데 가장 중요합니다. 말기환자는 수술, 약 등으로는 거의 구명이 불가능한 사람들입니다. 희망사항에는 다음과 같은 것들이 있습니다.

① 생리적인 것　　② 심리적 및 정신적인 것
③ 가족, 사회적인 것　④ 종교적인 것 등입니다.

생리적 요망

암 환자가 가장 희망하는 것은 통증에 대한 관리입니다. 암으로 인한 통증은 희망이 없는 생명을 원망하게 만듭니다. 그 진통은 중요하며 현재의학의 통증 관리(pain control)로 충분한 효과도 기대할 수 있습니다. 그러나 약으로 진통효과가 없는 경우는 정신적인 원인이나 가족에 대한 문제 등이 원인일 경우가 있어, 신체적인 문제에만 주목할 것이 아니라 전인적인 원조가 필요합니다.

심리적 및 정신적 요망

심리적, 정신적 문제는 중요합니다. 환자는 점점 고독해지고 우울해지는 경향이 짙어져 자폐적인 상황이 되고 맙니다. 따라서 환자와 마음을 열고 대화할 수 있는 교제가 필요합니다. 그 때문에 항상 환자 곁에 있어야 합니다.

봉사하는 태도는 가장 기초가 됩니다. 환자와의 신뢰관계는 항상 유지되어야 하며, 다음과 같은 간호가 필요합니다.

① 환자의 호소내용을 듣습니다.

② 환자의 눈과 같은 높이에서 봅니다.

③ 환자의 손을 잡아줍니다. 마사지 등으로 피부와 피부를 맞대어줍니다(스킨십).

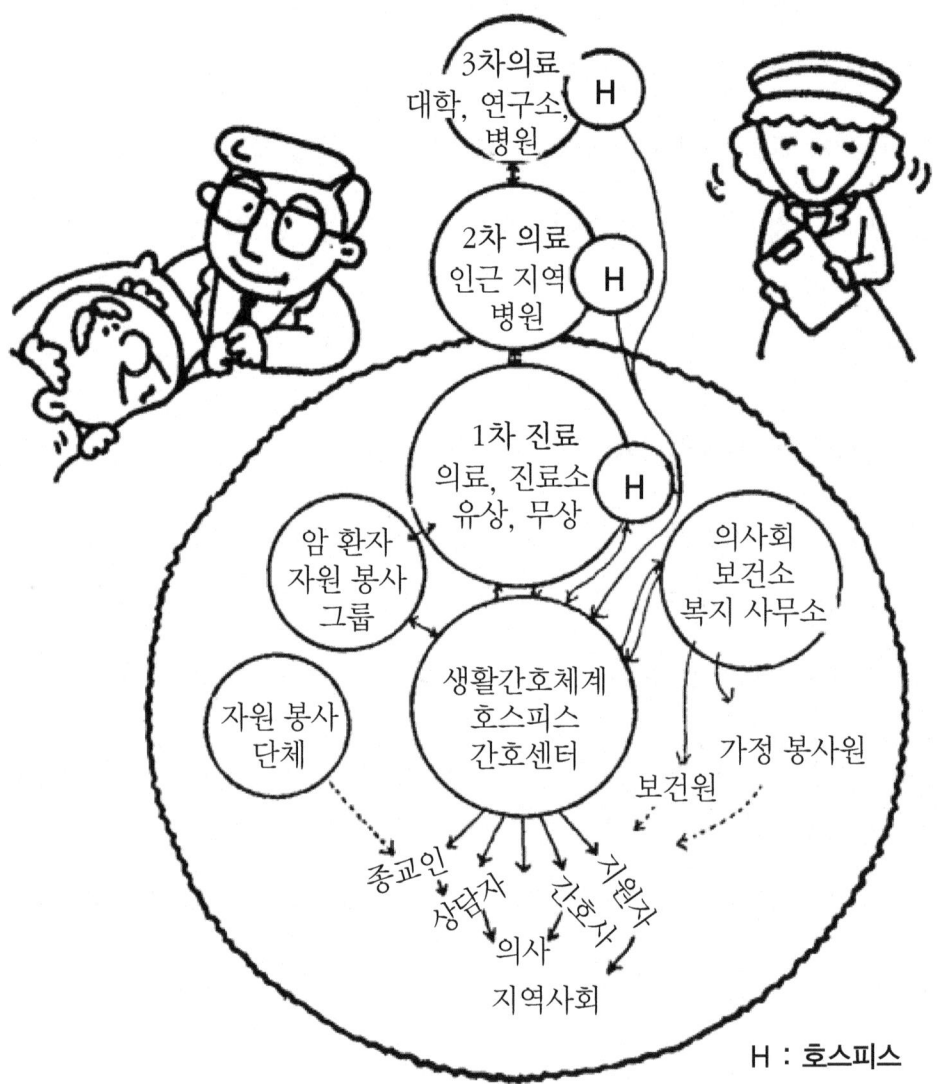

[그림 52] 가정에서의 말기 간호 체계도(지역사회)

④ 말을 자주 해야 하며, 의식이 선명하지 않더라도 항상 말을 건네는 것이 중요합니다. 어떤 임종환자라도 아직 살아 있는 상태이기 때문에 모든 방법으로 오감을 충분히 써서 교류를 유지하고, 교제 중에 죽음을 맞이하도록 지원해야 합니다.

재가말기 간호 시스템

말기환자는 누구나 가정에서 가족에게 간호를 받으면서 죽는 것을 희망합니다. 지역사회에서 지역사람들과 협력하여 재가 케어를 시행할 수 있도록 체계확립을 서둘러 만들 필요가 있습니다. 이를 위해 지역사람들과 서로 의논하면서 전인적인 접촉이 되도록 준비하기를 바랍니다.

구성원은 의사, 간호사를 중심으로 사회사업가, 상담가, 정신과 의사, 종교가, 그리고 ① 호스피스 케어 서비스부 ② 교육부(가족과 지역사람에게 '임종의 교육'과 슬픔에 잠긴 가족에 대한 원조를 한다) ③ 사무국(경리와 사무, 시설구비와 계획 등)으로 나누어 활동합니다.

7. 노인과 약

약의 역할

약을 무엇 때문에 먹느냐고 물으면 병을 고치기 위해서라고 말하는 사람이 대부분일 것입니다. 그러나 그것만은 아닙니다. 일례를 들어보겠습니다. 고혈압인 사람이 혈압이 높은 상태가 몇 년이고 계속되면 심장, 신장, 뇌 등에 중대한 합병증이 나타날 것입니다.

그것이 무서워서 고혈압이 발견되면 이후 섭생을 지키고 혈압을 내리는 약을 장기간 복용해서 질병을 잘 관리할 필요가 있습니다. 이런 것은 질병을 고치기 위한 약이 아니라 질병과 잘 지내기 위한 약입니다. 또 다른 예는 세균감염과 같은 급성질환에 대해서 단기간에 결말을 내기 위한 항생물질 약도 있습니다.

노화의 개인차

인간은 나이가 들면 당연히 체력이 떨어집니다. 병에 대한 저항력, 면역력도 저하됩니다. 더욱 중요한 것은 신장의 활동을 비롯해서 심장혈관계, 신경계 등의 기능도 저하되어간다는 것입니다. 그래서 약을 쓸 경우라도 장년자와는 달리 생각해야 합니다.

또 노인이라고는 하나 몸이나 정신력의 노화도에는 상당한 개인차가 있어 약의 흡수나 배설상태도 다양합니다. 그래서 노인의 질병을 담당하는 의사는 환자 한 사람 한 사람의 몸이나 마음상태를 구별하여 약을 쓰도록 해야 합니다.

약 복용법, 복용시키는 법

약은 옛날부터 '1일 3회 식후복용'이라는 용법을 써왔는데 반드시 과학적이라고 말할 수는 없습니다. 노인 중에는 지시대로 먹지 않는 사람, 더 먹는 사람, 의식적으로 자신의 손 감각으로 먹는 사람 등 다양한 경우가 있습니다. 그래서 약물요법을 효과 없이 만들고 맙니다.

핵가족화가 보편화되면서 혼자 사는 노인이 늘고 있습니다. 이러한 현상들로 인해 약의 복용방법이 틀린다든지, 잊어버리는 일이 종종 일어납니다.

특히 시력이 약해지고, 건망증이 심한 노인들의 경우 복용을 잘못하는 사고가 자주 일어나고 있습니다.

의사는 구별이 어려운 색깔이나 모양의 환약을 1회분마다 포장해서 될 수 있으면 간단히 먹을 수 있게 해주고 바르게 먹고 있나를 항상 체크할 필요가 있습니다. 이러한 뜻에서 노인에게는 약 종류를 적게 주는 것이 이상적입니다.

그러나 실제로 노인은 여러 가지 병을 동시에 가지고 있습니다. 그 외에 여러 가지 증상을 호소하는 사람이 많아 약을 과용하게 됩니다. 노인의 호소는 약이 필요한가 아닌가, 또는 약만으로 해결할 수 있을 것인가를 생각해서 고쳐가는 것이 필요합니다.

노인은 약에 민감

노인에게는 많은 약이 필요하지 않을 것이라는 의견이 지배적입니다. 그러나 현실적으로 노인은 여러 곳의

336

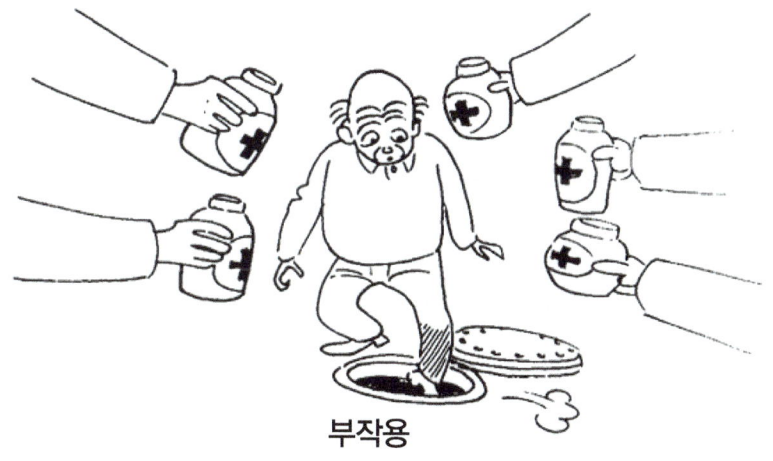

부작용

[그림 53] 노인은 특별히 약의 부작용에 주의를

병원에 가서 여러 의사의 처방을 받아올 때가 많습니다.

그렇게 되면 약들의 반응이 몸에 예기치 않았던 작용을 하거나 부작용 증상으로 나타납니다. 이럴 때는 어떤 약 때문인지 판단하기 힘든 사태도 일어납니다.

또 노인은 젊은이에 비해서 약에 대한 반응이 민감합니다. 따라서 그만큼 부작용이 나타나는 확률이 높습니다. 혈압을 급변시키는 약, 체내에 축적되는 약 등은 특히 양을 줄여서 처방해야 합니다.

장기간 복용할 경우

의사가 처방한 약을 먹기 시작할 때 일반적으로 검

사(요, 혈액, 심전도, 흉부 X선 사진촬영 등)를 받는 것이 바람직하고, 또 실제로 대부분 받고 있습니다.

장기 복용할 때는 정기적으로 검사도 받고, 간 기능도 점검해달라고 해서 부작용 방지에 힘써야 합니다. 또 다른 의사 혹은 병원에 급한 병으로 갔을 때는 그 정보를 주치의(가정의)에게 알릴 필요가 있습니다.

주치의를 정해놓으면 약의 내용에 대해서는 물론 치료의 순서나 방법에 관한 상담도 할 수 있습니다. 그러한 검사나 치료에 관해서 교통정리를 해주는 것이 무엇보다도 중요합니다.

◈ 약과 음식의 특별한 관계 ◈

• 철분 약을 먹을 때 녹차나 홍차는 마시지 않는다

홍차나 녹차 같은 떫은맛을 내는 차 속에는 탄닌이라는 성분이 들어 있습니다. 이 탄닌이 몸 속에서 철분과 결합하면 철분의 성격을 변화시킬 뿐만 아니라 철분의 효능을 떨어뜨립니다. 따라서 빈혈 등으로 철분 약을 복용하고 있다면 차를 마시지 않는 것이 좋습니다. 굳이 차를 마시고 싶다면, 철분 약을 복용한 후 한두 시간 후에 마셔야 합니다.

• 청어나 바나나는 고혈압 치료제의 약효를 떨어뜨린다

청어나 바나나, 맥주, 누에콩, 와인, 간, 효모제품 등과 같이 비라닌 성분이 들어 있는 음식물은 고혈압 치료제 파르길린(유토닐)의 작용을 억제시킵니다. 고혈압이나 뇌졸중을 일으킬 수도 있기 때문에, 파르길린을 복용하는 고혈압 환자는 이러한 음식을 먹지 않도록 합니다.

• 목감기약을 먹을 때 우유는 금물

목감기약에는 필수적으로 독시사이클린이라는 약성분
이 들어갑니다. 이 독시사이클린이 우유의 지방과 결합
할 경우 몸 안에 흡수가 안 되고 그대로 배설됩니다. 따
라서 목감기약은 반드시 물과 함께 복용해야 하며, 복
용 후 12시간 이내에는 우유를 마시지 않도록 합니다.
또 약을 그냥 삼키거나 물을 적게 마시면 독시사이클린
이 식도에 달라붙어 식도염을 유발할 수 있습니다. 감
기약을 먹을 때는 물을 많이 마시는 게 좋습니다.

• 천식치료 중일 때는 숯불구이 고기를 먹지 않는다

천식을 치료할 때 사용되는 테오필린은 숯불에 구운
고기와 함께 먹으면, 그 대사가 빨라져서 약효가 없어
집니다. 그 결과 천식증세가 더 심해지기도 하고 심하
면 천식발작을 일으키기도 합니다. 또한 콩이나 쇠고
기 등 고단백 음식도 테오필린의 약효를 떨어뜨리기
때문에, 될 수 있으면 함께 먹지 않는 게 좋습니다.

• 복합진통제나 드링크류를 마실 땐 가급적 커피는 마시지 않는다

우리가 알고 있듯이 커피나 코코아에는 카페인이 들어 있습니다. 대부분 한 잔의 커피 속에는 카페인이 100~150mg 들어 있습니다. 카페인은 대뇌를 자극해 졸음을 쫓는 효과가 있으며, 심장박동을 증가시켜 가슴이 두근거리며, 이뇨작용을 증가시켜 소변을 자주 보게 합니다. 그런데 게보린이나 펜잘, 암시롱 등 복합진통제와 우리나라 사람들이 무척 좋아하는 박카스, 구론산 등의 드링크류에도 카페인이 들어 있습니다.

그렇기 때문에 이런 약을 먹으면서 커피를 마시게 되면 카페인을 한꺼번에 너무 많이 복용하게 되어 카페인 과잉상태가 됩니다. 가슴이 두근거리고 다리에 힘이 없어지는 증상이 일어납니다.

• 기침약을 복용할 때 청량음료나 초콜릿은 피한다

기침약에는 에페드린 성분이 들어 있는데 이는 카페인과 상극작용을 일으키며 심장에까지 부담을 줄 수 있습니다. 따라서 기침약을 복용할 때는 카페인이 들어 있는 커피나 차, 콜라, 초콜릿은 먹지 않아야 합니다. 그리고 감기나 알레르기 천식치료제로 쓰이는 항히스타민제에는 졸음을 억제하는 카페인이 들어 있어서, 이런 약과 커피나 홍차를 함께 먹으면 카페인 과잉상태가 돼 예기치 않은 흥분작용을 일으킬 수 있습니다.

• **간질환자는 조미료가 많이 첨가된 음식을 피한다**

간질환자가 항간질제인 페니토인을 복용하고 있을 때 조미료의 성분인 글루타민산나트륨을 섭취하면 흡수로 인해 중독을 일으킵니다. 그리고 전신이 나른해지거나 가슴이 두근거리게 됩니다. 될 수 있는 한 조미료가 많이 첨가된 음식을 먹지 않도록 조심하는 게 좋습니다.

• **결핵치료제와 정어리, 치즈는 상극**

결핵치료제를 복용할 때 치즈나 정어리를 먹으면 얼굴이 화끈거리고 오한이 나거나 두통이 생길 수 있습니다. 결핵치료제 성분이 치즈 속에 있는 티라민이나 생선 속에 있는 하스타민을 분해하는 효소를 억제시키기 때문입니다.

• 제산제와 오렌지주스를 함께 먹지 않는다

오렌지주스를 알루미늄이 들어 있는 제산제와 함께 먹을 경우 알루미늄 성분이 몸 속으로 흡수돼버립니다. 일반적으로 제산제에 들어 있는 알루미늄은 몸 안에 흡수되지 않는 것으로 알려저 있는데, 오렌지주스와 제산제를 함께 복용하면 약품 중 알루미늄 성분이 몸 안에 흡수된다는 것이 밝혀졌습니다. 또 콜라 역시 약과 함께 복용하면 위의 산도를 높여 약효를 제대로 낼 수 없으므로 콜라와 약을 함께 먹지 말아야 합니다.

• 변비치료약과 우유는 함께 먹지 않는다

변비치료약은 흔히 대장에서 약효를 내기 때문에 산성상태의 위장에서 용해되지 않도록 코팅돼 있습니다. 그런데 우유는 위장의 산성을 낮추는 역할을 합니다. 따라서 우유와 함께 변비약을 먹으면 약이 대장으로 가기 전에 위장에서 녹아버립니다. 이럴 경우엔 변비증세의 완화보다는 오히려 복통, 위경련 등 부작용이 있을 수 있습니다.

• 바이러스 항생제를 먹을 땐 유제품을 금한다

일부 항생제는 우유의 칼슘과 결합하면 그 약효를 절반 이상 잃어버립니다. 만일 바이러스 항생제를 복용하는 사람이 요구르트를 먹은 후 한 시간 이내에 약을 복용했다면 항생제는 제대로 약효를 발휘하지 못합니다. 또, 우유나 크림을 탄 커피, 버터가 함유된 팬케익 항생제 약효를 방해합니다.

• 고섬유질 음식은 심장병 약효를 떨어뜨린다

건강에 좋은 것으로 알려져 있는 오트밀과 같은 고섬유질 식품은 심장병 치료약인 라녹신의 체내흡수를 어렵게 만들어 약의 효능을 방해합니다. 부작용을 피하기 위해서는 약복용 시간과 섬유질 음식을 섭취하는 시간을 구별해야 합니다. 또 섬유질 식품은 항우울제의 약효를 방해하여 그 효과를 떨어뜨립니다.

• 갑상선 기능저하증 치료제를 먹는 사람은 양배추를 피한다

갑상선 기능이 좋지 않아 치료제를 먹을 때는 양배추를 먹지 않는 것이 좋습니다. 갑상선기능저하증 치료제 성분 중에는 요오드가 있는데, 양배추와 함께 먹으면 요오드가 몸 안에 잘 흡수되지 않습니다.

• 우울증 치료제와 치즈는 함께 먹지 않는다

우울증 치료제를 먹을 때 치즈나 소시지를 먹으면 혈압이 치명적인 상태로 올라갑니다. 치즈나 소시지에는 교감신경을 자극하는 화학물질인 티라민이 많이 함유되어 있기 때문입니다. 또한 티라민은 암이나 결핵 등을 치료하는 의약품과도 화학반응을 일으키는 등 부작용이 나타날 수 있습니다.

• 항응고제는 녹황색 채소와 함께 먹지 않는다

혈액응고를 예방하는 항응고제로 많이 쓰이는 와파린을 복용하는 사람은 양배추, 부추, 시금치, 무청 등 녹황색 채소를 많이 먹으면 안 됩니다. 이들 식품에는 혈액을 굳게 만드는 비타민 K가 많이 함유돼 있어 약효를 막는 역할을 하기 때문입니다. 와파린을 먹고 녹황색 채소를 많이 먹으면, 심한 경우 뇌, 심장 또는 폐의 혈액을 응고시켜 생명이 위험할 수도 있습니다.

• 약효에 가장 나쁜 영향을 주는 음식은 술

중추신경계에 작용하는 수면제, 항불안제, 진정제 등의 약물을 복용한 후에 술을 마시면 약효가 수배로 강해져 위험합니다. 불면증에 시달리다가 술과 수면제를 함께 복용한 후 영원히 깨어나지 못하는 경우가 생기는 것입니다.

에필로그
노을, 그 찬란함을 위하여

저는 정년퇴직을 한 후 지금까지 생활의 큰 변화 없이 바쁘게 지내왔습니다. 신앙생활을 하고 있었지만 여태까지 이웃사랑의 실천보다는 '나' 중심의 생활을 해왔기에 지구촌에서도 경제적으로 가장 빈약한 네팔에서의 의료봉사를 위해 떠날 결심을 했습니다.

의료봉사를 10년간 하고 귀국하여 어느덧 팔순이라는 나이가 되었습니다. 팔십 인생을 살아오면서 자랑할 것은 아무것도 없습니다. 그러나 감사한 것은 너무나 많습니다. 먼저 건강하다는 것, 그리고 깨끗한 마음과 선한 양심으로 살고 싶어하는 생활지세, 정직하고 화평하고 기쁨에 넘치는 우리사회의 건설에 봉사하고 싶은 정신 등입니다.

요즈음은 만나는 사람들마다(외국인 포함) "팔순 노인이 어떻게 이렇게 건강하십니까?"라고 묻습니다. 이 질문은 우리나라도 고령화시대가 되었는데 '이상적인 건강한 노인상은 어떤 것이냐' 라는 뜻이 담겨 있다고 생각됩니다.

우리나라의 노인인구는 통계자료에 의하면 780만 명으로 총인구의 15.23%에 육박하고 있습니다. 이 통계수치가 우리에게 주는 메시지는 간단합니다. '어떻게 생활하여 건강한 노년기를 맞이할 것인가' 를 생각해야 하는 절실한 시점에 와 있다고 할 수 있습니다.

'어떻게 생활하여 건강한 노년기를 맞이하고 더불어 장수까지 바랄 수 있을까?'

'어떻게 하면 삶에 보람을 갖고 노년기를 밝고 활기차게 보낼 수 있을까?'

건강하고 활기에 넘치는 장수사회 건설은 노인들만의 희망이 아니라 우리 사회전체의 소망이기도 합니다. 이 소중한 소망은 고령자 보건복지를 위하여 정부나 관련단체, 기관들의 협조하에 이루어지는 정책결정

과 추진력이 절대적으로 요청되는 일입니다. 또 노인
인구는 물론 국민전체가 건강에 대해 보다 깊은 관심
과 더불어 건강에 관한 정보와 지식을 습득하여 생활
습관 자체를 건강한 방향으로 유지하도록 해야 합니
다. 운동과 수면 등 규칙적인 생활을 통하여 더욱 건강
하게 살아가야 할 것입니다.

건강을 전공한 학자로서, 또 건강생활을 실천하고
있는 시민의 한 사람으로서, 또 우리 모두가 건강하게
100세 이상 살 수 있다는 낙관주의자로서 권하고 싶은
말은 '건강은 마음이며 적극적이고 긍정적인 생활을
끝까지 했으면 합니다.

지난 10년 간 네팔의 히말라야 연봉에서 아침에 떠
오르던 장엄한 태양과, 1955년 가을 첫 미국유학을 마
치고 귀국할 때 태평양을 항해하면서 20일간 수평선
과 어울린 노을, 그 찬란한 장관을 떠올려 봅니다. 그
리고 '태양은 나이가 들어도 저렇게 황금빛 자태로 세
상을 아름답게 하는구나.' 라고 생각해봅니다.

삶은 젊은이들만의 것이 아닙니다. 인생은 늙은이
의 것이기도 합니다. 노인은 더 깊이 생을 느끼고 경험
할 수 있습니다. 그 만큼 높은 산에 올라와 있는 것입

니다. 그러나 몸이 약하면 모든 것이 귀찮게 느껴집니다. 마음이 건강하고 유쾌할 때 우주의 삼라만상이 유쾌하게 느껴지는 법입니다. 마음이 행복할 때 주변이 행복하게 보입니다.

히말라야산맥의 거대한 운봉을 바라보면, 수백 년 동안 자란 거목들이 거친 바람에도 꿋꿋하게 하늘을 향해 솟아있는 것을 볼 수가 있습니다. 비록 육신이 점점 쇠해져도 히말라야에 있는 나무처럼 하늘을 향해 곧은 마음으로 살아간다면 백수의 복을 누리리라 여겨집니다.

깊은 계곡 속에 들짐승이 살아 숨쉬고 수풀과 꽃나무들이 한데 모여 그 심오한 신비와 신선함을 즐기듯이 노년의 삶을 더욱 건강하게 해야 합니다. 넓고 깊게 다듬어진 노인의 건강한 삶 속에 많은 젊은이들이 들어와 살며, 인생의 깊은 경험을 통하여 주변을 건강하게 하는 성화의 기운을 뿜어내야 할 것입니다.

노년의 삶이야말로 서쪽 하늘이요, 저녁을 오색으로 물들이며 평온함을 느끼게 하는 부드러운 노을처럼 그윽한 생명감을 주어야 할 것입니다. 이것이 바로 건강한 노경의 언덕이 아니겠습니까?

이와 같은 생각을 하면서 이 책을 개정하고 보완했습니다. 독자 여러분이 이 책을 읽고 건강생활을 실천해야겠다는 마음이 생긴다면 그것으로 만족합니다. 그리고 저자와 독자 여러분이 한마음이 될 때 개인이나 가족의 건강은 물론, 우리 사회 전체의 건강을 얻고도 남음이 있을 것입니다.

끝으로 모든 독자 분들이 언제나 긍정적이고, 늘 밝은 생각으로 찬란한 노을을 진정으로 느끼고 감상할 수 있게 되기를 희망해봅니다.

의사가 권하는
노년기 건강관리

개정판 1쇄 인쇄 _ 2019년 12월 15일
개정판 1쇄 발행 _ 2019년 12월 20일

지은이 _ 일본개업의사회
편역자 _ 김명호
펴낸이 _ 권윤삼
펴낸곳 _ 도서출판 산수야

등록번호 _ 제 1-1515호
등록일자 _ 1993년 4월 30일
주소 _ 서울시 마포구 월드컵로 165-4
전화 _ (02)332-9655
팩스 _ (02)335-0674

ISBN 978-89-8097-487-0 03510

값 18,000원

산수야의 책은 독자가 만듭니다.
독자 여러분들의 소중한 의견을 기다립니다.

이 도서의 국립중앙도서관 출판시도서목록(CIP)은
서지정보유통지원시스템 홈페이지(http://seoji.nl.go.kr)와
국가자료공동목록시스템(http://www.nl.go.kr/kolisnet)에서
이용하실 수 있습니다. (CIP제어번호: CIP2019046474)